U0382312

中共北京市委党校 北京行政学院
学术文库系列丛书

中国医疗卫生服务历史沿革中的「钟摆式」公平

杨旎 著

中国社会科学出版社

图书在版编目(CIP)数据

中国医疗卫生服务历史沿革中的"钟摆式"公平／杨旎著 .—北京：中国社会科学出版社，2017.11

ISBN 978-7-5203-1201-1

Ⅰ.①中…　Ⅱ.①杨…　Ⅲ.①医疗保健事业-卫生服务-研究-中国 Ⅳ.①R199.2

中国版本图书馆 CIP 数据核字(2017)第 257116 号

出 版 人	赵剑英
责任编辑	梁剑琴
责任校对	夏慧萍
责任印制	李寡寡

出　　版	中国社会科学出版社
社　　址	北京鼓楼西大街甲 158 号
邮　　编	100720
网　　址	http：//www.csspw.cn
发 行 部	010-84083685
门 市 部	010-84029450
经　　销	新华书店及其他书店

印　　刷	北京明恒达印务有限公司
装　　订	廊坊市广阳区广增装订厂
版　　次	2017 年 11 月第 1 版
印　　次	2017 年 11 月第 1 次印刷

开　　本	880×1230　1/32
印　　张	7.625
插　　页	2
字　　数	165 千字
定　　价	36.00 元

序

党的十九大报告提出"人民健康是民族昌盛和国家富强的重要标志"。推进医药卫生体制改革，建立中国特色基本医疗卫生制度、医疗保障制度和优质高效的医疗卫生服务体系是中国多年来探索的重要议题。改革进程中蕴含着公平与经济增长、政府与市场、公民等关系的丰富内涵，改革轨迹折射出新中国成立 60 多年来公共服务改革价值观的变迁、动力因素和改革逻辑的演变，具有很好的研究价值。

《中国医疗卫生服务历史沿革中的"钟摆式"公平》一书恰是通过对新中国成立以来卫生领域改革中公平问题的解析，揭示了历史改革中出现"钟摆式"公平的现象及其背后的动力因素和逻辑。书中纵向上将这一历史进程划分为三个历史性阶段：1949—1978 年政治运动改革、1979—2002 市场运动改革、2003 年以来价值回归改革；并在横向上重点对英国和国际卫生改革浪潮的特点进行比较，具有很强的历史纵深感和开阔的视野。这也是目前跨越 60 多年，首次用"钟摆式"公平解读我国医疗卫生服务改革的历史运动轨迹，具有独特的视角和理论创新性。

该书按照"问题背景—历史沿革—动因解释"的研究思

路,很好地结合了政治哲学中关于"分配平等"的理论和伦理学中的"公平"理论,为医疗卫生领域探讨"公平"搭建了科学的、系统的分析框架。该书在横向维度上,通过国际比较寻找特征;在纵向维度上,通过历史分析解释动因,结合公平理论探讨改革进程中的价值观议题,指出了中国医疗卫生服务改革中的公平呈现"钟摆式运动"特征的动因,指出了医疗卫生服务公平呈现"钟摆式运动"是中国正式制度因素和非正式制度因素共同作用的结果,并提出了如何规避"钟摆式运动"的风险、维护公平可持续发展的改革路径,对推进中国医疗卫生服务领域在这一方面的研究,做出了良好探索,具有十分积极的现实意义。

是为序。

周志忍

2017 年 11 月 10 日

于北京大学廖凯原楼

概　要

　　健康权是公民的基本权利之一。医疗卫生服务作为实现公民健康权的必要手段，已成为现代政府一项重要的公共服务职能，并直接体现着一国政府对医疗卫生服务的价值定位、发展模式的选择、经济增长与公平的互动，以及政府、市场与公民的关系。特别是自第二次世界大战以来，围绕什么是公平的医疗卫生服务，如何恰当运用政府、市场和社会的手段，以及如何促进医疗卫生服务公平的可持续发展这三大问题，世界各国政府进行了持续的改革。在探索这些问题答案的过程中，中国医疗卫生服务的公平价值观和公平状况像钟摆一样运动，摆幅剧烈，代价惨重。相较而言，世界其他主要国家虽因体制和历史背景的不同，医疗卫生服务的管理体制、提供机制也各具特色，但改革却经历了几次共同的浪潮和趋势，医疗卫生服务公平都未发生过钟摆式的剧烈运动。

　　基于此，本研究试图回答三个问题：（1）新中国成立以来，中国医疗卫生服务历史沿革中，公平的波动轨迹是什么？（2）为什么不同于国际潮流，中国医疗卫生服务改革出现了"钟摆式"公平的特点？（3）"钟摆式"公平的动因及风险是什么？风险又该如何规避？为了回答这三个问题，本研究主要以历史制度主义和公平的相关理论为分析框架，通过比较研究、文献研究等方法，具体运用地理信息系统（Geographic Information System，GIS）等分析技术对新中国成立至今的中国医疗卫生服务改革中公平的波动轨迹进行分析。

本书的核心观点是：（1）中国医疗卫生服务改革过程中公平的价值基点先后经历了基于政治运动的"简单平等主义"、基于市场运动的"功利主义"的两次"钟摆式"摆动和基于基本权利的"校零"回调过程；这种"钟摆式"公平具有摆幅剧烈且反弹性大、基本保障体系不稳定且可持续性差等特点，体现了公平、效率与增长，政府、市场与社会两大关系的失衡，使社会付出了巨大代价。（2）中国正式制度因素和非正式制度因素的共同作用是"钟摆"摆动剧烈和频繁的重要驱动力；在正式制度和非正式制度因素的交互影响下，市场逻辑与医疗卫生服务特性的内在冲突，以及功利主义与公民健康权的内在悖论加剧了"钟摆"的摆动幅度，增加了改革的不可持续性。（3）为避免"钟摆式"的改革风险，需通过价值基点的权衡与定位，以及正式制度与非正式制度因素的平衡两大方面构建改革中公平的可持续发展模式。

本研究可能的贡献点是：第一，结合政治哲学中平等和公平的相关理论，通过对卫生领域历史改革的分析，首次提出了中国医疗卫生服务改革中"钟摆式"公平的历史运动轨迹。第二，尽可能地搜集整理了新中国成立以来医疗卫生服务公平相关的历史数据，为长时段分析研究医疗卫生公平的波动轨迹奠定了一定基础。第三，反思了医疗卫生服务公平的"钟摆式运动"及其动因，并为进一步研究如何规避"钟摆式运动"的风险、维护公平的可持续发展等问题奠定了基础。第四，在研究方法上，结合政治哲学和医疗卫生领域公平的相关理论，构建了较为系统、具体的公平分析框架，并首次尝试引入 GIS 分析技术，划分并评价了新中国成立以来三大历史阶段医疗卫生服务改革中的公平状况。

目　录

图表目录

引　言

一　问题缘起

（一）研究背景

在人类发展视角中，健康是人们最基本的可行能力，也是发展的首要目的之一；同时，它对人类发展的其他维度（如经济增长和劳动生产率）具有强大的工具性价值。[①] 健康的这种内在价值和工具性价值决定了健康是公民自由发展、从事任何生产活动的基本保障，是国家发展的必要基础。1948 年，联合国的《世界人权宣言》第 25 条中曾明确指出："人人有权享受为维持他本人和家属的健康和福利所需的生活水准"，明确了健康是人类的一项基本权利的本质属性。联合国发展署（UNDP）1990 年提出，长寿且健康的生活是人类发展的首要目的之一，并将其列为人类发展过程中所要扩展的最关键的三大选择之首。[②] 2012 年，胡锦涛在中国共产党第十八次全国代表大会上的报告中也指出："健

---

① 刘民权、顾昕、王曲：《健康的价值与健康不平等》，中国人民大学出版社 2010 年版，第 1 页。

② 三大选择分别是：长寿且健康的生活、获得教育以及获得确保体面生活所必需的资源。

康是促进人的全面发展的必然要求。"① 2017 年，党的十九大报告明确提出实施健康中国战略。正因公民健康的重要意义，医疗卫生服务成为现代政府公共服务中最基本的内容。不同国家、不同阶段的医疗卫生服务改革则直接体现出一国政府对医疗卫生服务或产品价值的定位、发展模式的选择、经济增长与公平的互动，以及政府、市场与公民的关系。

就在一百年前，现代意义上的有组织的卫生系统几乎是不存在的。② 但自第二次世界大战以来，围绕什么是公平的医疗卫生服务，如何恰当运用政府、市场和社会的手段，以及如何促进公共服务公平的可持续发展这三大问题，世界各国政府对医疗卫生服务系统进行了积极持续的改革。在这一历史进程中，各国虽因体制和历史背景的不同，医疗卫生服务的提供体制、管理机制也各具特色，但其中关于公平的改革出现了几次浪潮和趋势。从大多数发达国家的经验看，战后国际上医疗卫生服务改革主要经历了三次浪潮。第一次改革浪潮是第二次世界大战后建立医疗卫生服务普遍覆盖和平等可及性体系的改革；第二次改革浪潮起始于 1960 年，聚焦于控价、定量配给、支出上限；20 世纪 90 年代开始流行以市场化为手段的，以激励、竞争为核心的第三次改革浪潮。③ 这三次改革浪潮中，医

---

① 胡锦涛：《坚定不移沿着中国特色社会主义道路前进 为全面建成小康社会而奋斗——在中国共产党第十八次全国代表大会上的报告》，2012 年 11 月 19 日，http://www.xj.xinhuanet.com/2012-11/19/c_ 113722546.htm。

② 世界卫生组织：《卫生系统：改进业绩》，人民卫生出版社 2000 年版，第 13 页。

③ Cutler D. M. ，"Equality, Efficiency, and Market Fundamentals：The Dynamics of International Medical - Care Reform", *Journal of Economic Literature*, Vol. 40, No. 3, 2002.

疗卫生服务的公平性并未发生逆转性或"钟摆式"的改变。虽然在第三次市场化改革的过程中日本、加拿大、德国等国采取了增加患者使用医疗卫生服务的支出比例，减少政府卫生支出等措施；美国、英国等国通过增加保险公司间的竞争或社区卫生提供者间的竞争等方法，在一定程度上降低了某些方面的公平，但保障公平的基本医保体系和补偿机制仍旧避免了改革在公平与不公平间的大幅波动。

可见，改革的历程是不断探寻什么是公平的医疗卫生服务，如何促进医疗卫生服务公平的可持续发展，以及如何恰当运用政府、市场和社会的手段这三大问题答案的过程。而中国在探索这些问题答案的过程中，医疗卫生服务的公平观、公平状况及实现手段却像钟摆一样运动，摆幅剧烈，让改革付出了巨大代价。

1949 年至今，中国医疗卫生服务改革中公平的摆动与政府和市场关系的调整、责任的划分密切相关。新中国成立短短几十年间，中国作为后发展国家，实现了从计划经济到社会主义市场经济的体制转型，发展中的问题在短短几十年的时间内不断受到挤压和激化，触发了中国医疗卫生服务改革公平的三次剧烈摆动。从 1949—1978 年的第一次摆动，主要围绕战后生产力及国民身体素质的恢复，以及新成立的社会主义国家福利资源分配问题展开。这个时期虽然普遍缺医少药，生产力低下，但通过地方积极地自主探索、意识形态力量的推动、政治运动的大力推进，在城市、农村分别建立起了集体平均主义式的、覆盖广泛的基本医疗卫生服务体制。特别是农村的"赤脚医生制度"和"合作医疗制度"在 1978 年受到了世界卫生组织的高度赞许，被认为是发展中国家社区医疗的典范。然而在以市场化为核心的第二次改革中（1979—2002年），受功利主义公平观的影响，前一阶段建立起来的城市、农村医保等制度体系瓦解后坍塌了近20年，个人负担的医疗卫生服务费用比例从20.3%骤升至57.7%，社会因病致贫、因病返贫现象突出，医疗与教育、住房一并被认为是中国人的新"三座大山"。2000年，中国医疗卫生服务体系被世界卫生组织评估为公平性最差的国家之一。随后，扭转不公平的医疗卫生服务局面自然成为第三次改革的主题。健康作为基本权利的价值观得到确立，覆盖城乡的基本医保体系逐步建立，医疗卫生服务的筹资公平、可及性公平等多个方面有了较大改善。十八大进一步提出要"为群众提供安全有效方便价廉的公共卫生和基本医疗服务"。

公平剧烈摆动的背后，付出的不仅仅是人民群众惨重的代价，更导致了国家文明进程的延误与阻滞。因此，以史为鉴，以邻为镜，将中国医疗卫生服务改革中公平的摆动与国际医疗服务改革中公平波动趋势进行对比，探寻中国"钟摆式"公平运动的动因，是探索平衡公平、效率与增长三者关系的可持续发展机制的必要途径。

（二）问题陈述

基于前述，从历史比较分析的角度，分析及评判新中国成立以来的医疗卫生服务改革中公平的"钟摆式"波动轨迹将是本书的立足点；在此基础上，为了在"挤压型"① 的发展道

---

① "挤压型发展"的概念由 D. 休斯·惠特克、朱天飚等学者提出，用于描述在深化全球融合的背景里，中国台湾、中国大陆等在赶超发展过程（转下页）

路中，进一步平衡公平、效率与增长的关系，使公平可持续发展，实现政府与市场、社会关系的良性调整，研究与国际上医疗卫生服务的公平波动轨迹相比，中国的"钟摆式"公平具有哪些特征？以及造成"钟摆式"公平特征的动因又是什么？这是本书要讨论的核心问题。围绕这一核心问题，本书将着重探讨以下几个问题：

问题一：中国"挤压型"发展道路中，医疗卫生服务的公平有哪些特征？是如何演变的？

问题二：各发展阶段是基于什么实现的公平？实现的是什么样的公平？其中，政府、市场、公民的责任是怎样分担的？

问题三：在各阶段发展中，公平、增长与效率三者是什么样的关系？与目前研究的结论有何不同？

问题四：与国际经验相比，中国医疗卫生服务改革中的公平的波动为何具有"钟摆式"特点？这种"钟摆式运动"的动因是什么？

问题五：以史为鉴，以邻为镜，从历史上公平的"钟摆运动"与国际上公平的波动过程中，我们应该警醒什么？医疗卫生服务改革、公共服务改革中，公平怎样才能得以维护并可持续发展？

（三）研究意义

1. 理论目的及意义

第一，从应然和实然两个层面对不同时期公平的运动轨

（接上页）中，时间挤压程度、挑战程度更深的发展状态。参见 D. H. Whittaker, T. B. Zhu, T. Sturgeon, M. H. Tsai and T. Okita, "Compressed Development", *Studies in Comparative International Development*, Vol. 45, No. 4, 2010。

迹进行分析和研判,以史为鉴,以邻为镜,通过比较研究,跨越历史阶段地对医疗卫生服务公平的相关数据和资料进行系统整理和分析,提出"钟摆式公平"的理论分析角度。目前的研究还没有系统严谨地对新中国成立以来医疗卫生服务或其他公共服务领域的跨历史时期公平数据的搜集和分析。通过对医疗卫生服务中关于公平的历史数据和情况的分析整理,在弥补这一研究空白的基础上,可对目前的公共服务公平理论进行修正与创新,并为其理论和实践的关联等打下基础。

第二,在评判及修正的基础上,引入政治哲学和医疗卫生服务中公平理论的探讨,尝试开辟医疗卫生服务等公共服务的价值观研究领域。虽然目前对公共服务、医疗服务公平描述较多,但对公平的概念和评价仍旧缺乏较为系统、具体的研究。政治哲学的相关理论还相对较少被引入和应用,还未形成适应公共服务特点、中国特色的研究框架。因此,本书将在此方面进行尝试。

第三,从公平观波动轨迹的视角研究医疗卫生服务问题是一项新的跨学科研究。医疗卫生服务等公共服务公平问题涉及公共行政学与政治哲学、政治学、公共卫生事业管理学、公共政策学、社会学等学科的交叉研究,对这一理论问题的深入研究具有较强意义。

2. 实践目的及意义

医疗卫生服务等公共服务是中国行政改革的一项基本内容,直接反映着政府与市场、政府与社会、政府与公民的关系,而公平作为核心价值,是深化中国行政改革的重要目标诉求。2002年中共十六大第一次把政府职能归结为经济调节、市场监管、社会管理和公共服务四项内容；2005年十届全国人大三次会议将"努力建设服务型政府"写入政府工作报告；2006年，《中共中央关于构建社会主义和谐社会若干重大问题的决定》再次明确提出，"建设服务型政府，强化社会管理和公共服务职能"，并把逐步实现基本公共服务均等化作为建设社会主义和谐社会的重要目标和基本任务。2007年，党的十七大把建设服务型政府和完善公共服务体系作为建设中国特色社会主义民主政治的重要组成部分，并明确要求"加快行政管理体制改革，建设服务型政府"。2012年，党的十八大明确指出"必须坚持维护社会公平正义。公平正义是中国特色社会主义的内在要求。要在全体人民共同奋斗、经济社会发展的基础上，加紧建设对保障社会公平正义具有重大作用的制度，逐步建立以权利公平、机会公平、规则公平为主要内容的社会公平保障体系，努力营造公平的社会环境，保证人民平等参与、平等发展权利"，积极培育和践行自由、平等、公正、法治等社会主义核心价值观。

可见，公共服务已成为中国行政改革的一项基本内容，公平作为公共服务的核心价值，是深化中国行政改革的重要目标诉求。而作为事关公民健康大事的医疗卫生服务改革，更是牵动着亿万公众的心。因此，我们有必要重新审视医疗卫生服务改革，以公平摆动的历史过程为重点分析对象，比较国际上医疗卫生服务公平波动的历史轨迹，探寻中国"钟摆式"公平的动因与逻辑，对其进行深入研究。而对医疗卫生服务改革中公平的研究可以作为政府公共服务管理体制进一步创新的突破口,通过探寻和建立较为合理的政府行为模式,提供更公平、更高效、更优质、可持续的公共产品和公共服务,保障社会和经济协调发展。

第一,分析及评判第二次世界大战后发达国家医疗卫生服务改革的理念、理论和方法对新中国成立以来的医疗卫生服务改革中公平观的影响及其异同,总结出在"挤压型"发展道路下中国医疗卫生服务"钟摆式"公平的特征及演变。

第二,探索中国医疗卫生服务改革中公平的"钟摆式运动"的动因,为进一步探讨避免公平"钟摆式运动",平衡公平、效率与增长,使之可持续发展,并形成政府与市场、社会关系良性互动的战略思路提供可能。

第三,探讨各发展阶段公共服务特别是医疗卫生服务公平的实际情况和实现途径;探索政府、市场、公民应该如何承担各自的责任,应如何构建理想的、可持续的公平观。

二 文献回顾

按照本研究的主题,在 CNKI① 上选取相关数据库对中文文献进行搜索,结果如表0-1所示。

---

① 其中,所选择的数据库有:中国学术期刊网络出版总库、中国博士学位论文全文数据库、中国优秀硕士学位论文全文数据库、中国重要会议论文全文数据库、中国学术辑刊全文数据库、国际会议论文全文数据库、中国专利全文数据库、国家标准全文数据库、中国行业标准全文数据库、中国标准数据库、中国科技项目创新成果鉴定意见数据库、中国年鉴网络出版总库哈佛商业评论数据库、麻省理工科技创业数据库、德国 Springer 期刊数据库、英国 Taylor & Francis 期刊数据库、Wiley 期刊数据库、剑桥大学出版社期刊数据库、Frontiers 系列期刊数据库、国外标准数据库、德国 Springer 图书数据库和中国图书全文数据库。

表 0-1　　　　本研究主题在 CNKI 上的搜索结果

主题	搜索条件	篇数	年份
公共服务及医疗服务公平	（（篇名=公共服务 并且 篇名=公平））或者（篇名=医疗 并且 篇名=公平）或者（篇名=卫生 并且 篇名=公平））（精确匹配）	567	1991—2017
	（（篇名=公共服务 并且 篇名=平等））或者（篇名=医疗 并且 篇名=平等）或者（篇名=卫生 并且 篇名=平等））（精确匹配）	150	2002—2017
	（（篇名=公共服务 并且 篇名=均等））或者（篇名=医疗 并且 篇名=均等）或者（篇名=卫生 并且 篇名=均等））（精确匹配）	4501	2005—2017
钟摆式公平	（主题=钟摆 并且 主题=公平）（精确匹配）	29	2004—2017

数据来源：据 CNKI 统计数据整理。

在世界最大的学术性跨学科数据库 EBSCO Academic Search Premier 中对研究主题进行英文文献的检索（限制条件为学术期刊与书籍），其检索结果如表 0-2 所示。

表 0-2　　　　本研究主题在 ASP 上的搜索结果

主题	搜索条件	篇数	年份
公共服务及医疗服务公平（Equity of Public Service and Health）	TI public service and TI equity or TI health and TI equity	899	1978—2017
	TI public service and TI equality or TI health and TI equality	125	1980—2017
钟摆式公平（Penduar Equity）	TX Pendulum and TX Equity①	734	1914—2012

数据来源：据 ASP 统计数据整理。

①　如按"TI Pendulum and TI Equity"检索结果为 0，但放宽检索条件为"TX Pendulum and TX Equity"后可获得相关文献的检索结果。

从中可以看出，公共服务或医疗卫生服务的公平问题在20世纪90年代末开始引起中国学者关注，特别是自2005年提出"基本公共服务均等化"的改革目标以来，国内对公共服务、医疗卫生服务的均等化等公平问题的研究开始激增，成为学界关注的热点话题；而从历史演进角度观察公平问题变迁的研究还比较少，特别是对公共服务某一具体领域的公平波动问题进行专门系统的研究还未涉及。

（一）医疗卫生服务公平的内涵

国内研究公共服务公平问题的文献中并未对公共服务的公平进行严格系统的定义。只在具体某一个公共服务领域中进行具体讨论，研究最多的是教育公平、医疗卫生公平等。而就"公平"这一概念而言，虽产生历史久远，但仍未形成统一公认的界定。由于缺乏严格定义，在许多文献中公共服务的"公平""均等""平等"等概念使用较为混乱。在此，首先有必要对公平及其近似概念进行简单讨论。表0-3为根据《韦伯斯特新国际英语词典》（第三版）未删节版的释义。

表0-3　　　　　　　与"公平"相近的概念辨析

中文	英文	释义
公平	Fairness	公平的属性或状态，公平的或不偏不倚的合理对待；"公平的"（fair），这个最通用的词，指的是在个体或群体中对权利要求达成一种适当的、正确的平衡，这种平衡不偏袒于包括自身的任何一方
	Equity	自由、合理、一致地接受无歧视、无偏袒、无欺骗、无艰难条件的自然权利、法律、公正的标准；公平的（equitable）指的是对所有相关者公平平等的对待，对严格遵守法律造成的不公平提供救济
	Impartial	（不偏颇的）强调判断没有偏好或歧视

续表

中文	英文	释义
公平	Unbiased	（无偏见的）强调比 impartial 更没有歧视、偏好或偏爱
	Dispassionate	（不带感情的）免受情感或先入之见过度影响的，通常指判断时中立或冷静甚至冷酷
	Uncolored	（本色的）强调新闻报道免受偏见影响准确性
	Objective	（客观的）指的是对某事的看法摆脱所有个人感受、偏见或观念
平等	Equality	平等指的是相等的属性或状态，如数量、数字上的相等，属性的相同，表面、程序或动作的均匀一致等；平等可用于描述或规定，用作描述时，应用描述性的标准，描述自身共同的标准，例如描述两个人相同的质量；用作规定时，应用规定性的标准，如规则、规范进行规定，例如"法律面前人人平等"。平等的规定性用法与普世的道德、正义，特别是分配正义关系紧密；① 平等的（Equal），指的是个人身份（如社会地位）、成就或特定品性的平等
公正	Just	公正比公平更加强调正确的、真实的、合法的一致性标准，不论个人影响有多大

　　在理论讨论中，学界从不同学科、不同角度对公平的内涵进行了辨析。特别在哲学领域，不同思想主义流派关于公平观的理论更是丰富多样。此处主要从功能角度、社会关系角度、经济角度和社会生活内容角度对公平的内涵进行讨论；而公平观的各种理论将在后文进行介绍。

　　从功能的角度，洋龙提出最初的公平观念来自古希腊对不公平的社会关系的调节。公平不仅指社会制度及规则公正、平

---

① Gosepath S., "Equality", In Zalta EN（ed.）, *The Stanford Encyclopedia of Philosophy*, 2011, http：//plato. stanford. edu/archives/spr2011/entries/equality/.

等，收入分配规则公平，也包括人与人、人与社会之间利益关系的"相称"或平衡以及对这种关系的反映或评价。① 因此，公平不是一成不变的，而是随着一定的社会制度不断发展变化，同公正、正义等有着相近的含义。同时，尽管公正与公平都含有"均等"的意思，但二者都不要求利益的平均分配。

从社会关系的角度，陶万辉认为公平是对人们之间的社会关系的度量，它表示一种社会关系具有某种性质。② 他认为社会关系是一种以社会客体和人类活动为中介的关系，其公平表现为起点与结果的公平以及活动本身的公平三种基本形式。公平的适用对象是在一个合作的社会体系中，存在利益差别与冲突的各方为一定的目的而结成的恒定的社会合作关系。公平是对社会关系的平等或不平等的价值评价。公平属于评价范畴。公平就是公正、合理的意思。

郭济认为公平是"反映社会生活中人与人之间的社会关系，它以规范和规则的形式规定人们活动的范围、方式，使其相应的权利与义务实现统一，从而达到社会发展的均衡合理状态"③。

从经济的角度，李风圣认为公平是一个历史范畴，受生产力发展水平的制约，并为生产力发展和效率的提高服务。公平同时是一个客观范畴，最本质内容在于它是调节人们之间的社会关系和财富分配关系的一种规范，它具有客观的内容。④ 公

① 洋龙：《平等与公平、正义、公正之比较》，《文史哲》2004年第4期。
② 陶万辉：《公平观与公平的概念界定》，《哲学研究》1996年第4期。
③ 郭济：《行政哲学导论》，黑龙江人民出版社2003年版，第307—308页。
④ 李风圣：《论公平》，《哲学研究》1995年第11期。

平具有三个层次的内涵，即规则公正、收入分配公平和补偿性原则。

从社会生活内容的角度，徐梦秋认为公平可分为两大类，即机会公平、起点公平、结果公平，以及原则公平、操作公平、结果公平，并且认为各类公平中都存在着比例相等的关系，比例相等是达到公平的必要条件而非充分条件。[①]

在此基础上，本书认为公共服务的公平是人们在获取和享受公共服务的过程中对利益关系的反映，及由此产生的对公共服务平等与不平等的价值评价。具有两大特征：（1）反映人与人、人与社会关系的合理性和公正性；（2）不是所有的平等都是公平或公正的，也不是所有的不平等就意味着不公平或不公正。

需要指出的是，在社会科学研究中，为使研究讨论起来更加具体，因此在具体研究中经常使用不同方面的平等或不平等，以及造成平等或不平等的原因来具体评价公平情况。这也是从哲学到经济学等社会学科，关于平等理论和现象讨论经久不衰的重要原因。本书也将在后文介绍主要的平等理论，并对公共服务特别是医疗卫生服务中平等与不平等的发展变化情况进行分析讨论。

在医疗卫生服务领域，学界对医疗卫生服务的公平进行了众多的讨论，内涵丰富。

从医疗卫生服务公平类型的角度，Adam Wagstaff、Eddy van Dorslaer 等人认为医疗卫生服务公平具体包括卫生筹资的

[①]　徐梦秋：《公平的类别与公平中的比例》，《中国社会科学》2001 年第 1 期。

公平、医疗服务利用的公平和健康状况公平三方面。从医疗卫生服务的比较维度，医疗服务利用又可分为横向公平（所有具有同样卫生服务需要的人可以获得完全相同的卫生服务）和纵向公平（卫生服务需要较大的人群应比那些需求较小的人群更多地获得所需的卫生服务）；卫生筹资也可分为横向公平（具有同等支付能力的人应对卫生服务给予同等的支付）以及纵向公平（支付应当与支付能力正相关，即支付能力高的人应当多支付）。[1] Whitehead 也提出健康公平指的是"理想状态下每个人应该拥有公平机会获得他们完全的健康可能，更实际地说，没有人该处于任何可避免的达到完全健康可能的劣势。而医疗卫生的公平指的是对于相同的需要具有平等的（卫生服务）可及性、平等的（卫生服务）利用性，以及所有人具备相同的卫生质量"[2]。

也有学者从强调公平的分配角度对医疗卫生服务公平进行界定。Aday 认为医疗卫生服务的公平主要指的是医疗卫生服务分配的最大化（程序公平）以及社会群体间健康差距的最小化（实质公平）两方面。[3] 世界卫生组织（WHO）和瑞典国际发展合作组织（SDIC）在《健康与医疗服务的公平》（*Equity in Health and Health Care*）中提出："公平意味着生存机会的分配应以需要为导向，而非取决于社会特权。"薛秦

---

① 薛秦香、高建民：《卫生服务提供的公平与效率评价》，《中国卫生经济》2002 年第 4 期。

② Whitehead M. J. ,"The Concepts and Principles of Equity and Health", *International Journal of Health Service*, Vol. 22, No. 3, 1992.

③ Aday L. A. , *Evaluating the Healthcare System: Effectiveness, Efficiency, and Equity* (3rd ed.), Chicago: Health Administration Press, 2004, p. 189.

香、高建民等人认为："卫生服务的公平是指在不同个体或群体之间进行公平对待。对于合理的卫生服务有广泛的、同等的可及性，并且在不同收入阶层之间对卫生筹资的负担进行公平分配。"

还有一些学者从医疗卫生服务过程的角度，认为医疗保健的可及性公平和筹资公平是实现医疗保健实际利用公平的基本条件，医疗服务利用公平属于过程公平，是实现健康公平的基本途径，健康状况公平属于结果公平，是卫生保健的最终目标。①

Braveman 则从医疗服务中不平等的原因来界定医疗卫生服务是否公平，认为没有社会不公正或卫生服务差距不公平的医疗卫生服务就是公平的。② 但他进一步认为，为了使概念更具操作化和测量性，医疗卫生服务公平是具有不同程度社会优势/劣势的社会群体间，即社会等级中不同地位的群体间，他们的健康（或健康的主要社会决定因素）没有系统性差距。③社会优势指的是财富、权力、声望等区分人们社会地位的因素。健康不平等将弱势群体进一步推向健康的不利地位，减少了他们健康的机会。因此基于分配公正原则的健康公平概念与人权息息相关。

从以上的分析中可以看出，医疗卫生服务公平意味着不同

---

① 段丁强：《医疗保健公平：价值理念选择与实现路径》，《中国卫生经济》2010 年第 2 期。

② Braveman P. , Tarimo E. , "Social Inequalities in Health within Countries: not only an Issue for Affluent Nations", *Social Science & Medcine*, Vol. 54, No. 11, 2002.

③ Braveman P. , "Health Disparities and Health Equity: Concepts and Measurement", *Annual Reviews of Public Health*, Vol. 27, No. 4, 2006.

社会群体间，不论财富、权力等社会地位或社会资本有何不同，都应按照人们的不同需要，享有获得健康的平等权利，平等获得医疗卫生服务的通道，平等利用医疗卫生服务，平等获得医疗服务质量。具有四大基本特征：（1）基本前提是分配程序公正；（2）基本原则是反映所有人的真实需要；（3）基本途径是医疗服务可及性、利用性的平等；（4）基本要求是根据不同需求，医疗卫生服务分配应不同；根据社会地位或社会资本的不同，医疗卫生服务分配及财政负担应不同。

（二）医疗卫生服务公平的评价

Daniels、Kennedy、Kawachi 等学者将罗尔斯的正义原则应用于医疗卫生服务评价，根据正义原则判断医疗卫生服务中的不平等是否是非正义不公平的。[①] Daniels 认为罗尔斯的正义原则是卫生的社会决定性原则。收入由差别原则指导——只有那些符合最不富裕的人的最大利益的不平等才是公正的、被允许的；教育由机会平等原则指导——要求公平的公共教育，以及发展适宜的日托和儿童早期干预；政治参与是健康的社会决定因素，由平等的基本自由原则指导——这项原则保障了参与政治权利的公平价值。而公平的机会平等同样要求全面医疗卫生的普遍可及性。因此，判断医疗卫生服务中不平等是否公平公正，关键要看造成这种不平等的原因是否公正。[②]

---

① Daniels, N., Kennedy, B., and Kawachi, I., "Why Justice is Good for our Health: the Social Determinants of Health Inequalities", *Bioethics and Beyond*, Vol. 128, No. 4, 1999.

② Daniels, N., *Just Health: Meeting Health Needs Fairly*, New York: Cambridge University Press, 2008, p. 1.

　　Aday 提出医疗卫生服务体系公平可以通过分配公正、协商公正或社会公正三种范式进行评估。分配公正范式聚焦于个人获得医疗卫生服务的权利；社会公正范式强调人口总体健康的医疗及非医疗决定因素；协商公正范式尝试通过保障受影响当事人在所有决策层次的充分参与来平衡分配公正与社会公正范式之间的冲突。三种范式的原则性公平标准分别是医疗卫生服务的自由选择与成本效益，相似的待遇、共同利益和人群的需求，以及受影响当事人在决策中的参与。①

　　在国内的研究中，从范式角度评价医疗卫生服务的还很鲜见。具体到方法技术，国内外研究都比较丰富。其中最常用的是比率比例法（Rate Ratio），即某项健康指标在某一群体中的比率除以另一群体中该项指标的比例；以及比率差法（Rate Difference）。② 比率法的优势是具有很强的直观描述性，且计算简单。复杂的方法有人群归因危险度（Population Attributable Risk），不平等的斜率指数（The Slope and Relative Indices of Inequality），集中曲线和指数（The Concentration Curve and Index），极差法、洛伦兹曲线（Lorenz Curve）与基尼系数（Gini Coefficient）。这些经济学量化方法

---

　　① Aday L. A., *Evaluating the Healthcare System*: *Effectiveness*, *Efficiency*, *and Equity* (3rd ed.), Chicago: Health Administration Press, 2004, pp. 191-195.

　　② 比率比例法如在美国，非洲裔美国人的婴儿死亡率（每千人 14.4）是欧洲裔美国人婴儿死亡率（每千人 5.7）的两倍多。比例差法如在美国，非洲裔美国人的婴儿死亡率比欧洲裔美国人婴儿死亡率多 8.7‰。参见 Braveman P., "Health Disparities and Health Equity: Concepts and Measurement", *Annual Reviews of Public Health*, Vol. 27, No. 4, 2006。

的好处是可以用于比较超过两组以上群体间的公平性。朱伟、孟玮、井明霞等人用基尼系数的方法对河南、湖南等地不同收入人群的健康状况的公平性进行了评价;[①] 吴静等人用极差法对江苏与浙江的不同教育程度孕产妇与卫生保健服务利用情况关系进行分析,指出了教育程度对卫生服务利用公平性的影响。[②] 这些方法在评价收入差距对健康公平的影响方面较有说服力,但也有一定局限。洛伦兹曲线与基尼系数反映的是所有人的情况,由于缺少分层变量(如对人口进行社会阶层分层),故不能得出健康不公平在多大程度上与社会经济状况相关的结论。[③]

　　Braveman 提出针对因社会地位/优势不同而造成的健康不公平情况的评价方法。首先是用与健康相关的指标测量按社会阶层(如社会地位)分类的人群,然后计算每个社会阶层的健康指标的比率,接着计算每个社会阶层与最具优势社会阶层的比率比例或比率差(例如把所有收入人群的值与最高收入人群的值作比较),检验比率比例和比率差随时间变化的变化,如果可能用概括性度量评价同一时期的多种参数,最后对与最优社会群体相比具有高风险的样

---

　　① 参见朱伟、田庆丰、朱洪彪《河南省农村地区卫生服务公平性研究》,《卫生经济研究》2001 年第 1 期;孟玮、杨士保、谭红专等《湖南省洞庭湖洪灾区卫生服务公平性研究》,《中国卫生事业管理》2003 年第 3 期;井明霞、刘军、秦江梅等《乌鲁木齐市居民卫生服务公平性的评价》,《石河子大学学报》(自然科学版)2003 年第 1 期。

　　② 吴静、靳蕾、任爱国等:《21 个县卫生保健服务利用公平性及变化趋势》,《中国生育健康杂志》2003 年第 1 期。

　　③ 梁维萍、郑建中、韩颖、贺鹭:《健康与卫生保健的公平性及其测量方法评介》,《中国农村卫生事业管理》2007 年第 10 期。

本和阶层内进行多变量分析，以识别以后研究或行动需要警惕的问题。① 这种测评方法很好地反映了不同社会阶层/地位间的健康公平问题，但缺陷是不能直接反映分配公平的具体问题，而且实际测评中，社会最优阶层的健康指标不一定是最好的，这是因为健康状况除社会地位优势外还受多重因素的影响。

在国内文献中，对医疗卫生公平的评价多为个别省份、城市几年内的健康公平、医疗卫生服务利用公平、筹资公平等的情况，少有长时间段和大范围的研究。特别是鲜见对 1949 年至今的医疗卫生服务公平的评价，即便是有所提及的文献也缺乏较为严谨的公平测评方法且多为举例式描述，结论还需进一步检验。

（三）政府管理领域的"钟摆"现象

钟摆原理本是 16 世纪意大利的物理学家伽利略发现的，描述的是钟摆在外力的作用下，总是围绕静止状态下的中心点，在一定范围内来回有规律摆动的现象。钟摆原理在政府管理领域被广泛用于比喻公平与效率的抉择，或在更深刻意义上比喻国家发展过程中政府职能的摆动现象。

台湾学者詹中原将钟摆理论用于描述生产力效率与公平正义问题，认为"以系络为判定标准，由于系络随时间的不同而变化，所以钟摆可以有不同的位置。最近二十三年来在政府治理的问题上钟摆荡在右边，即倾向于生产力与效率一方，也

---

① Braveman P., "Health Disparities and Health Equity: Concepts and Measurement", *Annual Reviews of Public Health*, Vol. 27, No. 4, 2006.

即新公共管理"①。这一理论强调了效率与公平的对立关系，李妙颜进一步解释，关于生产力效率与公平正义间的钟摆关系，"不同国家政府的钟摆的摆幅和频率是不同的，因为影响它的因素有很多，其中三个主要因素为与经济发展水平有关（倒 U 形理论）、与制度和政府干预力有关、与社会文化和社会偏好有关"②。

学者张国庆则将"钟摆现象"形象地喻指以往几十年中西方国家在处理可持续发展、社会公平和正义、民族特性、环境和人口等问题时经历的以强调国家干预和市场自由主义为"钟摆两端"的变革轨迹，所反映的是政府职能、价值追求、政策选择的钟摆式变革运动。变革的本质是重新划定国家和市场之间的边界。"从历史发展的轨迹看，在国家与社会、政府与市场、效率与公平的关系问题上，'钟摆'是必然的，问题只在于时间、地点和方式。"③ 美国的经历很好地例证了这个"钟摆现象"。从美国建国到 19 世纪中期经济起飞的"淘金时代"，三任共和党总统都是信奉放任自由和无为而治的"企业家总统"，政府放任人们的冒险精神，鼓励人们寻求财富的创业激情，没有与民争利，而且让利于民，以利益为纽带，积极导引社会资本全面进入大开发；与此同时，以界定、明晰和保护产权为基本点，积极全面构造美国的法律制度。历史经验证明，美国式资本主义发展的黄金时

---

① 詹中原：《公共行政的哲学基础和全球发展》，2002 年 5 月 23 日，http://www.aisixiang.com/data/1866.html。

② 李妙颜：《解读"钟摆理论"》，《行政论坛》2005 年第 3 期。

③ 张国庆：《公共行政学》，北京大学出版社 2007 年版，第 685 页。

期，在推动经济繁荣，完成工业化，进入现代国家行列以至成为世界经济强国的同时，也酝酿着深刻的矛盾和危机。经济起飞越快经济越繁荣，则经济危机越严重、持续的时间越长、经济复苏越困难，即一侧的"钟摆"点越高，那么，回荡的力量就越大，另一侧的"钟摆"点相应越高。而社会危机与经济危机如影相随。因此，到20世纪30年代，"淘金时代"过度自由带来的社会危机和经济危机的"反弹"，使罗斯福政府财政扩张。通过"国家银行"向市场"注资"，借以激活社会存量资本和存量资产，实际上用国家行为部分替代了社会资本的自由市场行为。然而长期的国家干预使滞胀现象成为必然，20世纪七八十年代里根政府开始的"钟摆"再次向自由主义一端回归。

从行政思想史的角度看，有学者认为美国的行政思想史历来存在着管理主义与宪政主义的钟摆式现象。管理主义关注效率、经济、效能等价值，宪政主义注重公平、公正、民主和自由等价值。竺乾威提出："（登哈特的新公共服务理论）对以管理主义为主旨的新公共管理的批评，表明钟摆在宪政主义和管理主义两者之间的摆动再次摆向宪政主义。"① 刘耀东、施雪华等学者认为，从公共行政从新公共管理到新公共服务的范式转变实质上是管理主义价值到宪政主义价值的变迁。两大范式存在着从工具理性向价值理性的钟摆式效应，从效率、经济、效能为主导的管理主义价值到以公平、公正、民主为主导的宪政主义价值的钟摆式效应。但在公共行政过程中，管理主

① ［美］罗伯特·B. 登哈特：《公共组织理论》，扶松茂等译，中国人民大学出版社2003年版，第1页。

义与宪政主义又有交叉，同时存在一定的融合效应。[①]

　　本书用钟摆的摆动轨迹（如图 0-1 所示）喻指新中国成立以来中国医疗卫生服务历史沿革中公平的价值观、可及性、利用性和质量的摆动情况；用钟摆的两个端点（P 点与 P'点）分别喻指医疗卫生服务历史沿革中体现出的两种极端的公平观，即集体平均主义公平观和功利主义公平观；把钟摆的中心点（O 点）喻为实现基本权利公平的平衡状态；将推动钟摆摆动的外力喻指推动不同公平价值观摆动的正式制度、非正式制度等改革驱动力；在外力作用下，偏离价值基点（O），摆向其中一个端点（P）的幅度越大，则相应的反弹张力也越大，使"钟摆"反向摆动，偏离价值基点，摆向 P'点；若无适当外力介入，这种摆动和反弹将会持续。与西方行政改革历史上管理主义与宪政主义间的"钟摆"不同，也与国内学

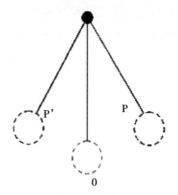

图 0-1　钟摆示意

　　① 刘耀东、施雪华：《钟摆效应？抑或融合效应？——从新公共管理到新公共服务的价值变迁》，《晋阳学刊》2010 年第 5 期。

者提出的公平与效率间的"钟摆"有所区别，中国医疗卫生服务历史沿革并非是管理主义与宪政主义的摆动，其中的公平也并未与效率发生必然的钟摆替代关系。后文将对中国医疗卫生服务的"钟摆式"公平特征和动因进行详述。

三　研究内容

（一）基本假设与中心论点

基于前述，从历史比较分析的角度，分析及评判新中国成立以来的医疗卫生服务改革中公平的"钟摆式"波动轨迹将是本书的立足点。在此基础上，为了在"挤压型"的发展道路中，进一步平衡公平、效率与增长的关系，使公平可持续发展，实现政府与市场、社会关系的良性调整，研究与国际上医疗卫生服务的公平波动轨迹相比，中国的"钟摆式"公平具有哪些特征，以及造成"钟摆式"公平特征的动因又是什么，这是本书要讨论的核心问题。根据这一核心问题，本书做出的基本假设是：

第一，实现人的基本健康权利，是医疗卫生服务公平的价值基点。

第二，新中国成立以来医疗卫生服务历史沿革中，不同阶段的公平与价值基点的偏离轨迹，体现出"钟摆式运动"的特征。反映了公平、效率、增长三者关系以及政府与市场、社会关系的不平衡问题。

第三，医疗卫生服务改革中公平的"钟摆式运动"的动因及动力在各阶段各不相同，决定了各阶段医疗卫生服务改革的基本价值取向和政府与市场、社会关系的转变。

基于此，本书预设的中心论点是：（1）中国医疗卫生服务改革过程中公平的价值基点先后经历了基于"简单平等主义"的政治运动，基于"功利主义"的市场运动的两次"钟摆式"摆动和基于基本权利的"校零"回调过程；这种"钟摆式"公平具有摆幅剧烈且反弹性大，基本保障体系不稳定且可持续性差的特点，体现了公平、效率与增长，政府、市场与社会两大关系的失衡，使社会付出了巨大代价。（2）中国正式制度因素和非正式制度因素的推动模式是"钟摆"摆动剧烈和频繁的重要驱动力；在正式制度和非正式制度因素的交互影响下，市场逻辑与医疗卫生服务特性的内在冲突加剧了"钟摆"的摆动幅度；而功利主义与公民健康权的内在悖论增加了改革的不可持续性。（3）为避免"钟摆式"公平的改革风险，需通过价值基点的权衡与选择，以及正式制度与非正式制度因素的平衡两大方面构建改革中公平的可持续发展模式。

（二）研究框架与思路

围绕以上的核心问题、基本假设和中心论点，本研究将按照"问题背景—过程分析—动因分析"的基本线索，分为三大部分八个章节进行分析。其逻辑思路为，在问题背景部分提出与国际医疗卫生服务改革中公平波动的轨迹不同，中国的公平体现出"钟摆式运动"的特征，以及公平、效率与增长，政府、市场与社会两大关系的失衡；进而通过分析历史沿革中，各个发展阶段中国医疗卫生服务公平的价值观和结果的三次摆动状况；最后通过国际比较和历史比较，具体分析"钟摆式"公平的特征和动因，提出构建可持续发展公平模式的思路。这一研究逻辑如图0-2所示。

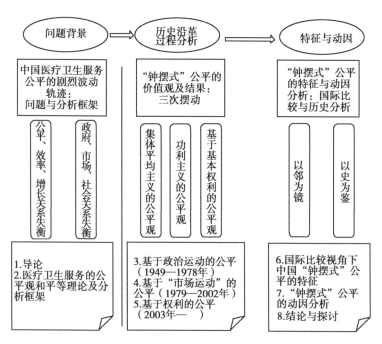

图 0-2　研究逻辑

具体而言，本书各部分主要包括：

引言部分主要介绍研究背景、研究综述、基本论点与框架、研究方法和研究价值等内容。

第一章介绍主要的平等和公平理论与医疗卫生服务公平的评价方法和指标，并通过世界银行、世界卫生组织、密歇根大学中国数据库、《卫生统计年鉴》《国家卫生服务调查》等数据指标，构建了医疗卫生服务公平的可及性、利用性和质量的三维评估框架。

第二至四章回顾了 1949 年至今中国医疗卫生服务的历史

沿革情况，发现在回答如何提供公平的医疗卫生服务问题上，三个历史发展时期提交了三份不同的历史答卷。改革开放前，医疗卫生服务改革在政治运动的推动下体现出"简单平等主义"的公平观，使得这一阶段的医疗卫生服务的公平状况成就与争议并存，激烈却不可持续。改革开放后至 2002 年，医疗卫生服务在不成熟的市场化改革下，体现出"功利主义"的公平观，医疗卫生服务公平的价值观和公平性发生剧烈摆动，社会为之付出惨重代价。2003 年以来，政府对医疗卫生服务的性质和市场效用做出了反思，医疗卫生服务的公平价值观向基本权利回归，公平性开始改善。

第五至六章具体分析了第二次世界大战后英国医疗卫生改革中的公平波动情况及其影响因素，以及 1949 年至今，中国医疗卫生服务，特别是基本医疗卫生服务公平的钟摆式波动轨迹的特征，及其与国际上医疗卫生服务改革中公平的波动轨迹的显著差异。国内外医疗卫生服务改革进程中，都曾面临过如资源匮乏、需求过剩、政府财政负担加重等同样的问题，但多数发达国家一直将健康视为公民的一项基本权利，并通过法律建立了较为稳定的基本医疗保障体制，因而改革中公平状况波动较小，公民基本医疗权利得到持续的保障。而中国改革中对健康的价值定位几经变化，受法制性不足及意识形态偏好的影响，公平摆幅剧烈且反弹力大，基本医疗保障体系不稳定且可持续性差。

第七章进一步探讨了中国医疗卫生服务产生"钟摆式"公平的动因。研究发现，社会体制、经济制度、意识形态等正式与非正式制度因素对医疗卫生服务改革中的公平摆动产生了不同模式的推动力量；在二者的相互作用和共同推动下，市场逻辑与医疗卫生服务特性发生了更为剧烈的内在冲突；功利主义的发展理念与公民健康权的内在悖论被突出放大。第一阶段，在非正式制度因素的影响下，改革严重依赖中央集权主义和个人领袖威权，导致政治运动具有随意性和临时性，难以保证改革结果的持续性；并且意识形态主导下的政治运动扩张态势难以掌控，对普遍性问题难以形成长期效应。改革开放后，正式制度以经济增长为中心，导致卫生政策制定的优先权长期靠后；中国医疗卫生服务制度及改革的法律效力等级地位偏低；地方官员的晋升考核激励机制进一步促使了政府责任的"市场化"趋向。在此情况下，市场激励机制扭曲了医疗卫生服务的目标诉求，经济效益上升为医疗卫生服务的第一目标；而市场价格机制失灵则进一步扭曲了人民群众的健康需求，进一步加速了公平的偏摆；与此同时，在价值体系层面，功利主义的集体优先论与个体权利平等观的价值性冲突、功利主义结果导向的陷阱进一步决定了公平"钟摆运动"难以避免。

第八章对以上内容进行总结，并进一步就公平、效率与增长，以及政府、市场与社会两大关系提出几点讨论。结合"钟摆运动"的动因，从价值基点的选择、基本保障体系的构建原则、正式制度与非正式制度因素的平衡三个维度提出了改革中如何构建公平的可持续发展的思路。

四　研究方法

一般而言，社会研究方法可分为三个层次：方法论、研究方式或研究法、具体方法与技术。方法论是指导研究的一般思想方法或哲学；研究方式是贯穿于研究全过程的程序和操作方式，包括研究法和研究设计类型；具体方法与技术则是研究的各个阶段使用的具体方法技术，包括资料收集方法、资料分析方法和其他技术手段或工具。①

就方法论层面，本书主要依据的是政治哲学中关于公平、平等理论和政治经济学中的有关发展理论方面的思想方法。就研究方式层面的研究方法而言，主要采取的是描述性研究方法和解释性研究方法。就具体方法层面，主要通过比较研究法、文献研究等方法；就具体使用的数据处理技术方面，主要运用的是比率法（ratio）和地理信息系统（Geographic Information System，GIS）等方法。

描述性研究主要是通过对第二次世界大战后西方发达国家和中国的公共服务特别是医疗卫生服务改革发展中公平的状况进行梳理和分析。解释性研究则主要从中国具体发展的国情、制度环境等角度，回答中国医疗卫生服务公平为何是"钟摆式"的波动轨迹，以及为何发生了两次公平价值理念、政府与市场、社会关系的转型，以期探索调整公平、效率与增长，以及政府、市场与社会两大关系的重要因素，为两大关系的调整提供新的思路。

五　研究价值

（一）研究的创新点

1. 研究视角的创新

首次尝试对六十余年来政府改革中的价值观的波动轨迹进

---

① 袁方、王汉生：《社会研究方法教程》，北京大学出版社 1997 年版，第24—26 页。

行研究，通过长时段、跨阶段地针对新中国成立以来医疗卫生服务改革中公平观和公平状况的历史演变轨迹进行系统考察，首次提出了中国医疗卫生服务改革中存在的"钟摆式"公平的特征及动因，为理解公共服务改革中公平的价值观提供了新的维度。

2. 理论分析框架的创新

本书尝试以历史制度主义和公平的基础理论为分析框架，在政治哲学平等和公平的理论基础上，结合医疗卫生服务评价标准，系统构建了主观与客观结合、系统与具体结合的医疗卫生服务公平的理论分析框架和评价指标体系，对具体阐释不同历史时期的公平观和公平状况提供了较为科学、综合的依据，修正了现有文献对不同历史时期公平的主观误判。

3. 研究方法的创新

在对现有文献回顾后发现，现有文献对公共服务公平或医疗卫生服务公平的研究多为定性描述或采用单一的经济学定量方法进行计算和评价。本书并不局限于单一方法的研究，而是根据研究需要，通过比较研究、文献研究等方法，结合政治哲学的平等、公平等相关理论，在系统构建医疗卫生服务公平分析框架的基础上，首次尝试引入地理信息系统（Geographic Information System，GIS）技术，综合运用比率法（Ratio）等具体分析技术，对相关问题进行描述和分析，多角度地进行数据分析处理，从而划分并评价新中国成立以来三大历史阶段医疗卫生服务改革中的公平状况，进一步为理论创新服务。

（二）研究难点

1. 如何解释西方理论在中国的误读与误用

正如史蒂文·科恩和威廉·埃米克所言，从某一个国家的行政环境归纳出来的概念，不能够立刻予以普遍化，或被应用到另一个不同环境的行政管理上去。一个理论是否适用于另一个不同的场合，必须先把特殊场合加以研究之后才可以断定。的确，20世纪七八十年代新公共管理理论对西方的医疗卫生服务等公共服务市场化产生巨大影响，而在转型时期的中国经常看到这样的现象："引进国际上行之有效的先进理念或机制，形式上做得天衣无缝但却阉割其精神，从而呈现出'逾淮之桔变为枳'的尴尬，使得这些理念或机制被质疑甚至嘲笑。"① 因此，当中国医疗卫生服务改革面临内生问题和外在环境的双重挑战，以及现实发展问题和国外经验教训的长远问题的双重考验时，重新审视西方理论及其生存环境，并研究复杂的国情，探究造成理论误读和误用背后的深层原因是一项极其必要而又十分巨大的挑战。毫无疑问，我们必须尝试从多种视角和方法，对理论的误用一探究竟。

2. 如何将政治哲学相关理论具体运用到公共服务中

本研究受到了政治哲学中公平理论和平等理论的重复启发，但不同学科具有不同的研究对象、研究方法和研究目的。虽然政治哲学的公平理论和平等理论与公共服务、医疗卫生服务的现实问题和政策制度息息相关，但政治哲学的理论又更为抽象和思辨。因此，如何根据公共服务、医疗卫生服务的特点

---

① 周志忍：《政府管理的行与知》，北京大学出版社2008年版，第359页。

和问题，运用政治哲学相关理论进行解释和探索，也是本研究需攻克的一大难点。

3. 如何搜集历史数据并采取合理方法进行分析评价

由于历史原因，1949—1978 年的医疗卫生服务数据获取比较困难，已有的数据也很难全面和准确，这对分析方法的运用造成了困难。这就需要通过查找间接文献和国外研究机构相关数据尽可能补充和修正。这其中的每一步都需要充分的资源支持。

（三）研究局限

医疗卫生等公共服务领域是政治、经济高度互动的领域。但是，由于国外政治、经济体制真实情况难以全面深入了解，准确把握，因而，本书对国际上发达国家医疗卫生改革中公平波动情况的研究，限定为一般趋势、改革浪潮、共同特征和宏观结果的范围。

另外，由于历史数据不全且指标前后难以统一，必然难以对各历史发展阶段的公平性做出统一精确的量化测评，本书将尽最大可能采取多种方法将事实情况描述清楚。

第一章

医疗卫生服务公平的
基础理论及分析框架

第一节 医疗卫生服务公平的理论基础

公共服务的公平是人们在获取和享受服务过程中利益关系的反映，及由此产生的对公共服务分配平等与不平等的价值评价，不是所有的平等都是公平或公正的，也不是所有的不平等就意味着不公平或不公正。因此，我们有必要对医疗卫生服务中"什么样的平等和不平等才是公平正义的"这一问题进行回答。在这一问题上，长久以来多种理论主义进行着激烈争辩。

一 政治哲学中关于"分配平等"的争论

平等的实质性原则是道德平等，即每个人应得到相同的尊严和尊敬。具体而言，包括四个方面——公民自由、参与政治的机会、社会地位和机会、经济奖励。Gosepath Stefan 对社会科学领域中的分配平等进行了归纳，指出：(1) 法律领域的平等，经常用于呼吁公民自由的严格平等（Strict Equality），除了将限制自由作为惩罚外，无任何例外的理由。(2) 政治领域的平等，强调参与政治的可能性应被平等地分配。（3）社会领域的平等，则强调社会地位，具有相同才华和动机的公民必须享有近似的获得工作和社会地位的机会，不受他们的经济或社会阶层和天然禀赋的影响。（4）经济领域的平等则较为复杂。问题的关键在于什么样的情况才能构成平等分配物品的例外——这是分配平等与其通货概念争论的主要子领域。以下因素通常被认为是合理的不平等待遇：（a）天生劣势（如残疾）的差异或需求；（b）存在权利（如私有财产）；（c）特别业务表现的差别（如应得的赏罚、努力或牺牲）；（d）效率；（e）直接或间接或结构性歧视的补偿（例如平权行动）。①

　　在这些领域中，不同理论主义在回答"平等地分配什么"的问题时具有很大差异，存在不同的理论缺陷（如表1-1、表1-2所示）。

表1-1　　　　　　分配平等理论：平等地分配什么

理论流派	核心观点	问题
简单平等 （Simple Equality）	提供每个人相同物质水平的产品和服务	（1）导致不相同的满意度；（2）每个人需求不一样；（3）扭曲经济领域激励机制；（4）未充分考虑不同个体的差异和处境（特别是个体的利益和责任）；（5）通常只考虑结果的相同；（6）存在的风险是严厉的平等容易导致平均而不尊重多元主义和民主

---

　　①　Gosepath S., "Equality", In Zalta EN（ed.）, *The Stanford Encyclopedia of Philosophy*, 2011, http://plato. stanford. edu/archives/spr2011/entries/equality/.

续表

理论流派	核心观点	问题
自由主义的平等（Libertarian Equality）	强调平等机会以及应得的回报	没有考虑补偿先天天赋条件等的不平等
功利主义的平等（Utilitarian Equality）	整体的利益应该被平等地对待，不考虑个体的实际利益	忽视人的独立性，并没有对平等尊重每个个体的道德平等做出得当的解释
福利的平等（Equality of Welfare）	聚焦于个体福利，强调个体福利水平的平等	（1）难以计算所有个体的平等偏好，（2）容易让人们对资源有过高过贵的需求，（3）不考虑个人应得或对自我福利的应有责任
资源的平等（Equality of Resources）	德沃金采用的资源方法则是通过一个巧妙的市场化视角，具体而言是通过一个虚构的为应对转化障碍而出现的初级保险市场，将这些差异明确纳入其中分析①	阿玛蒂亚·森指出罗尔斯的资源视角忽略了不同的人将资源转化为可行能力的差异；而德沃金的资源平等和可行能力平等之间并非总是一致的，资源平等过于强调手段
平等与责任（Equality and Responsibility）	强调个体的自主性和责任的重要性，认为个人选择和责任是除平等外最重要的价值之一。如果个人自愿决定和故意行为造成了分享的社会产品不平等，那么这种不平等是公平的。反之，如果不平等不是由自我选择造成的，那么这种不平等是不公平的，这类人处于劣势，需要对其进行补偿	过于极端地反对功绩观（贡献观），特别反对诺齐克（Nozick）提出的"贡献对所有人有用才正当"的观点。责任的标准过于严厉，如安德森、麦克劳德、谢夫勒、沃尔夫等人都认为人们应该为自己造成的不幸负责，社会不需要对这类不幸干预。然而，尽管有的不幸是个人错误造成，但基于人道主义也应给予帮助

---

① ［印］阿玛蒂亚·森：《正义的理念》，王磊、李航译，中国人民大学出版社2012年版，第246页。

34

续表

理论流派	核心观点	问题
能力（平等）（Capabilities）	阿玛蒂亚·森提出资源主义者的问题是只关注手段，而不关心人们能从这些手段获得什么结果。但物品对人的价值取决于客观可能性、自然环境和个人能力等。因此他提出分配应关注"达到功能的能力"，即人生活所需要做和具备的各种事情。提出安享生活的能力平等	柯亨等人认为能力的概念包含了多种道德观点；Nussbaum 则认为能力的方法对人们多种善的概念而言不够中性
福利或优势的机会平等（Equality of Opportunity for Welfare or Advantage）	福利或优势的机会平等是对福利主义和资源主义的修正，强调个人选择、偏好与责任。柯亨、勒麦等人认为一些结果是由环境造成的，而非个人选择，因此赞同个人控制外的因素（如环境和天赋）造成的结果平等化，但允许因自主选择和抱负志向不同而造成的结果有所差异	批评者认为柯亨等人平等观的前提设想在一定程度上是虚构和理想化的

简单平等理论（Simple Equality）注重为提供每个人相同的物质水平的产品和服务，但其缺点是并未考虑到个体之间需求、偏好和实际状况的差异。在该理论下，容易在分配时造成资源浪费与资源缺乏同时发生的问题，并容易扭曲经济领域的激励机制，存在不尊重多元主义和民主的风险。

功利主义的平等（Utilitarian Equality）也不考虑个体的实际利益，不尊重每个个体，但强调整体的利益应该被平等地对待，追求整体效用的最大化，允许将一部分人的利益作为手段换取更多人的利益。

而自由主义的平等（Libertarian Equality）则反过来强调

个体的差异，追求平等机会以及应得的回报，但没有考虑补偿先天天赋条件等的不平等问题。罗尔斯自由主义的平等观则强调个体应对他们的决定和行动负责，但在一些他们控制之外的情况下例外，如种族、性别、智力和社会地位。强调应享有相同的初始基本物品的期望，但不排除个人经济决定和行为结果下的不同物品和资源。保证平等的基本自由和权利，不平等只有在其满足两项条件时才合理——第一，工作和职位要在公平平等的机会下对每个人开放；第二，要反映著名的"差别原则"，为社会上最弱势的成员提供最大可能的好处。

福利的平等（Equality of Welfare）虽强调个体福利水平的平等，但难以计算所有个体的平等偏好，并容易让人们对资源有过高过贵的需求，不考虑个人应得或个人对自我福利的应有责任。

以德沃金为代表的资源的平等（Equality of Resources）认为罗尔斯的差别原则不"敏于志向"也不"钝于禀赋"，提出通过市场建立一个虚构的为应对转化障碍而出现的初级保险市场，将这些差异明确纳入其中分析；另外，当代的平等主义者是多元的，他们认同除平等外其他价值的重要性，其中，个人选择和责任就是除平等外最重要的价值之一。Temkin认为只有最差群体他们自己的选择与其他人相比没错时才是不公平和不公正的。他同时强调个体的自主性和个人责任的重要性，认为如果是相关者的自愿决定和故意行为造成了分享的社会产品不平等，那么这种不平等是公平的。反之，如果不平等不是由自我选择造成的，那么这种不平等是不公平的，这类人处于劣势，需要对其进行补偿。阿玛蒂亚·森则认为资源平等、机会平等、福利平等等理论都只是关注了人们达到幸福的手段，而这些手段易于忽视个体间可行能力的差异，不一定能达成幸福的最终目的，因此关键是要达成功能性能力的平等。

表1-2　　　　　　分配公平（公正）的原则

不同理论流派下的分配公平原则	核心观点	问题
严格平等主义原则（Strict Egalitarianism Principle）	每个人都应享有相同物质水平的产品和服务，认为这是人们得到平等的尊重的最好办法	难以找到合适的测量指标以及确定时间范围
差别原则（The Difference Principle）	罗尔斯提出"社会的和经济的不平等应这样安排，使它们在与正义的储存原则一致的情况下，适合于最少受惠者的最大利益；并且依系于在机会平等的条件下职务和地位向所有人开放"	资源主义者认为差别原则既不"敏于志向"也不"钝于禀赋"
基于资源的原则（Resource-based Principles）	强调结果是由人们自由利用他们自己的资源决定的。德沃金认为始于平等资源的人却得到不平等的经济利益结果，是由他们自己的选择造成的	基于资源的原则对身体智力残障和有病的人的特殊援助是执行补偿系统的一部分，尽管理论上提出自然不平等也应获得补偿，但实际执行中没有被包括在内。很难认为这是对差别原则的部分改进①
基于福利的原则（Welfare-based Principles）	认为基本道德的重要性在于人们的福利水平。资源、平等、贡献或自由只有在它们能够增加福利时才有价值。分配要解决的问题是如何分配才能使福利功能最大化。功利主义就是基于福利原则，强调总体效用的最大化	功利主义不尊重个体的特殊性；为一部分人的利益或偏好损害另一部分人；效用难以比较、计算和加总

---

① Lamont J. and Favor C. , "Distributive Justice", In Edward N. Zalta（ed.）, *The Stanford Encyclopedia of Philosophy*（Spring 2013 Edition）, 2013, http：// plato. stanford. edu/archives/spr2013/entries/justice-distributive/.

续表

不同理论流派下的 分配公平原则	核心观点	问题
基于应得的原则 （Desert-based Principles）	反对福利主义，认为人们不同的行动，应得到不同的经济利益。"应得"包括三类——贡献（人们工作对社会产品的贡献价值）、努力（工作中的努力应得到回报）和补偿（工作中付出的代价和成本应得到回报）	应得的原则实际上是强调生产率，但一个人的生产率实际上自己的可控因素很小，受很多其他因素影响
自由主义原则 （Libertarian Principles）	市场是被差别原则、功利主义原则、应得原则等广泛运用的手段，但自由主义者不视市场为手段，而是认为市场本身就是公平正义，公平正义的结果由独立个体公平正义的行动达成，因此不需要公平正义的特别分配方法	难以回答什么样的分配和再分配是正当的，以及为什么只有自由有价值而不是排他财产权体系影响下的其他价值
女权主义原则 （Feminist Princi- ples）	反对自由主义等以市场为手段的理论，认为这些理论不考虑历史上受压迫的群体，不考虑女性在市场竞争中的劣势地位，导致了女性比男性系统地获得更少收入和财富；强调女性应与男性享有平等的权利	女权主义对自由主义的批评有些令人困惑，因为有的借自由价值的名义进行批评，这其实是在一定意义上认可自由主义的价值。还需形成更一致的理论体系和实践路径

二 医疗卫生服务改革伦理中关于"公平"的争论

梳理的公平观和平等理论的目的，并非要探索其本身的道德哲学，而是将其作为研究医疗卫生服务改革决策的一个工具。受这些公平观和平等理论的影响，具体在医疗卫生服务改革中，体现了功利主义、自由主义和社群主义三种伦理理论。如表1-3所示。

表 1-3　　　医疗卫生服务改革评价的三大伦理理论

	特征	问题
功利主义 （Utilitarianism）	以结果为导向，强调根据加总社会上个体福利做出决策，用结果来衡量卫生服务绩效；分为主观功利主义和客观功利主义	不尊重个体权利，牺牲一部分人换取另一部分人的利益是否公平正义；医疗卫生服务或改革的结果和实践具有不确定性
自由主义 （Liberalism）	强调公民享有医疗卫生或健康的权利与机会	难以确定医疗卫生服务的最低水平，对重症病人适用最低水平是否公平
社群主义 （Communitarianism）	社区共同体内有责任让其成员分享社区共同体福利、美德观念与品行，与基于结果的功利主义和基于权利的自由主义都有冲突，因其不能使福利最大化或限制了个人自由	难以明确善的社群的具体医疗卫生服务标准；容易让人们对资源有过高过贵的需求；个人应得或个人对自我福利应有的不同责任

　　以结果为导向，强调社会总体福利最大化的功利主义是许多国家公共政策的决策和评价依据，因此许多国家医疗卫生服务改革的是功利主义导向的。功利主义又分为主观功利主义（Subjective Utilitarianism）和客观功利主义（Objective Utilitarianism），前者的代表人物是边沁（Bentham）等人，后者的代表人物是格里芬（Griffin）等人。主观功利主义认为正确的决策和行动是谋求"最多数人的最大的幸福"（Bentham，1789），而个人的自由选择才是真正的幸福与福利，强调用成本—效益法让使效益最大化的政策替代效益较小的政策，政策决策者通常运用市场来分配医疗卫生服务；而客观功利主义怀疑个人自由选择的理性可靠性和效用性，认为专家的理性知识才能做出个人真正福利的决策。但不论主观功利主义还是客观功利主义，都面临三大难题——谁的福利应被计算在内？应算

多少合适？实际操作中又该如何计算？在回答这三大问题的过程中，功利主义必须要把一部分人作为改革的手段，而另一部分人作为改革结果的获利者，即必须以牺牲一部分人换取另一部分人的利益。另外，主观功利主义者所倡导的市场手段难以在医疗卫生服务领域很好施展，因为一方面，医疗卫生服务市场远不能满足实现市场帕累托最优的条件；另一方面，由收入决定健康购买能力必然会造成低收入者与高收入者间健康不公平问题。最后，医疗卫生服务或改革的结果往往具有不确定性，且在几年时间内不一定产生效果，因此运用成本—效益法来评价、指导医疗卫生服务改革，往往困难重重。

与不尊重个体权利的功利主义相比，自由主义以个人权利为导向，强调个体的尊重和自主。康德（Kant）1788 年提出每个人具有道德行动（Moral Action）的能力，知道什么是道德正确的并决定是否遵从道德命令。现代康德主义者奥尼尔（O'Neill）等人认为既然人们有形成并执行自己如何生活的能力，他们就有权利按照自己的意愿这么做，所有的政治体系都应尊重这一权利（O'Neill，1989）。这种以权利为核心，以相互尊重（Mutual Respect）为原则的自由主义有两种不同的解释途径。一种是强调消极权利（Negative Rights）保护的自由主义，要求国家的角色限于保护公民个人财产和自由，反对滥用药物、限制堕胎等限制个人选择自由的政策。与此相反，平等自由主义者认为如果没有充足的资源，个人选择的自由毫无意义。因此必须强调积极权利（Positive Rights），确保每个人都享有保障公平平等机会的最低水平的服务和资源（Daniels，1985）。积极权利往往提倡再分配观点，特别是对最差群体的再分配及其优先地位。这就意味着医疗卫生服务应视过早死亡或残疾比延长老年人的生命更重要。"社会上状况最差的人的福利最大化",这也是罗尔斯(Rawls)1971年提到的"作为公平的正义"的观点之一。但在如何行使积极权利的问题上平等自由主义者又有三种不同的观点。第一种以德沃金(Dworkin)为代表,强调最好地尊重每个人的能力的办法是公平地分配收入,让个体按个人意愿购买医疗卫生服务。因此,他们认为医疗卫生服务、个人健康与其他任何可供个人选择的商品一样,没有任何特殊性。以 Daniels 为代表的第二种观点认为社会对卫生健康具有特殊的责任。其中有人认为关键是给所有人提供最低水平的医疗卫生服务;另一些人提倡关键在于个体实际的健康状况。换句话说,两种观点的区别是公民健康权应通过医疗机构和服务的可及性还是预期寿命来评判。基于资源的平等自由主义强调了国家、政府和社会提供医疗卫生服务的责任,但是国家、政府、社会的责任也仅限于提供,而作为最终结果的健康状况则取决于个人选择权利的范围。这个观点也与阿玛蒂亚·森(Amartya Sen)基于能力的观点相一致,即社会应当为创造公民选择的能力而非创造公民的选择负责。(Sen,1999)

社群主义认为社群的特征取决于其成员的特质,因此应该确保个体形成良好的品质,以有利于形成良好的社会。社群主义包括普世社群主义(Universal Communitarianism)和相对主义者社群主义(Relativist Communitarianism)。前者认为个体的善和社会的善只有唯一的普世模型。后者则认为每个社群应该自行决定自身的规范和社会组织模式。其问题是谁来衡量哪种社群的善才是真正的善、正当的善，社群内部可以用多少强制手段推行其价值观来确保社群的统一性。

面对以上三种不同的伦理观及其优缺点，改革者必然纠结于采用何种伦理观才是正确的问题。针对这一问题，不同改革者或通过宗教信仰或通过情感直觉或通过逻辑理性进行了抉择。然而，在实际中，"为促进医疗卫生改革进程，我们相信，将不同的理论视为互补性理论要比将其视为竞争性观点好得多"①。因此，我们在评判医疗卫生服务改革的公平性这一实际问题时，需从不同理论观点进行综合考虑，弥补单一理论下的"盲点"。

第二节　医疗卫生服务公平的分析框架

医疗卫生服务公平观与公平状况应当如何分析、测量与评价？这是本书研究的基础性问题。通过前文对公平观与平等理论的辨析，本节将具体阐释在医疗卫生服务领域公平的特性、影响因素和评价方法，构建研究的理论分析框架和评价体系。

一　影响因素

公民的健康状况并非由政府提供的医疗卫生服务单独决定的，还受到个人选择的影响。而个人选择又是由个人意愿和偏

①　Roberts M., Hsiao W., Berman P. and Reich M., *Getting Health Reform Right: A Guide to Improving Performance and Equity* (2nd ed.), Oxford: Oxford University Press, 2008, p. 55.

好、政府提供的医疗卫生服务以及社会环境共同作用形成的。因此，健康水平的高低既有政府责任，也有个人责任；我们在评价医疗卫生服务是否公平时，只关注医疗卫生服务分配的平等性或不平等性是不能评判其公平与否的，关键是要判断影响平等或不平等的因素是否公平正义，即影响个人最终选择的因素是否公平正义。

具体来说，影响个人健康的因素主要有三个层面（如图1-1所示）。个体层面主要包括个人生理因素（性别、年龄、遗传因素），个人生活方式（饮食习惯、生活习惯，如是否抽烟喝酒、饮食结构是否健康、是否锻炼等），个人资本（财富、权力、社会资本等），以及个人意愿和偏好（如是否用低质量的健康换取其他自我看重的价值）。

社会层面主要指自然环境（如空气质量、气候环境等），生活环境（如工作环境、饮用水安全、生活卫生环境等），以及文化环境（如教育状况、卫生文化习俗等）。

政府层面主要是医疗卫生的资金分配（卫生费用投入、卫生费用比例等），医疗卫生的资源分配（医疗资产、医疗技术人力资源等），以及医疗卫生的制度分配（医疗保障制度、就医制度等）。

三个层面交互影响，决定了个人对医疗卫生服务的需求，最终影响个人选择、政府决策和健康状况的公平性。例如，虽然空气质量等自然环境会直接影响健康，但个人的受教育程度可以影响人们获取健康信息和知识的能力，影响个人决定和行动，从而积极采取卫生防护措施，降低或避免外界环境对健康的危害；医疗卫生制度、资金、资源分配的不同和个人收入的不同也会影响人们积极接受医治的意愿和选择，导致他们健康的不平等；反之，个人意愿和偏好也会直接影响预防和治疗疾病的效果。

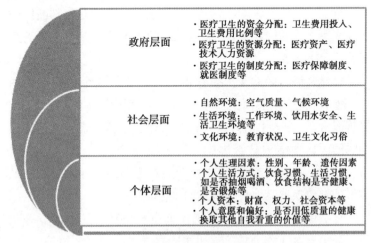

图1-1 影响个人健康的因素

因此，判断医疗卫生服务是否公平需要同时考虑三个层面的交互关系，清晰界定政府责任与个人责任，注重个人不可控因素所造成的健康不平等。

第一，对个人的自然不可控因素的公平性评价，强调医疗卫生服务的公平应以需要为导向。老年人、残障人、重病人等因生理原因等不可控因素影响时，需要更多的医疗卫生服务，要求政府在分配医疗卫生服务时按照需要提供。

第二，对影响个人的社会不可控因素的公平性评价，考察医疗卫生服务分配的公平性。针对不同的自然环境、生活环境、文化环境以及政策环境，医疗卫生服务的分配同样要以需要为导向，以横向公平与纵向公平为原则。横向公平指的是所有具有同样卫生服务需要的人，不论处在何种自然环境、生活环境、文化环境，拥有何种个人资本、生活习惯和社会资本，都应该获得完全相同的卫生服务，并且具有同等支付能力的人应对相同的卫生服务给予同等的支付；纵向公平指的是卫生服务需要较大的人群应比那些需求较小的人群更多地获得所需的卫生服务，而支付能力高的人应当支付更多。

第三，考虑个人意愿和偏好对医疗卫生服务客观需要的影响。前两点从客观需要的角度出发，强调了自然或社会不可控因素下个体客观的实际需要。但同时我们也需要考虑在排除自然或社会不可控因素情况下个体的主观需求。每个个体都有多元的价值判断和偏好，并拥有自由选择的权利。健康权利对不同的人而言，重要性和优先次序可能不同。有人会选择倾其所有延长寿命，也有人选择以一定的健康代价换取个人爱好，如吸烟、饮酒、长时间工作；有人会因心理恐惧过度医疗等。对于第一种情况，需注意是否有良好的公共卫生和预防保健知识的干预，让个体获得充分的卫生健康信息，了解相应健康后果，如吸烟、饮酒对身体健康的危害等；而第二种情况则更加考验政府对精准客观需要的测量与成本绩效控制。因此，在衡量医疗卫生服务公平性时，应区分"需要"（Need）和"需求"（Demand）的差别。Doyal 等学者认为，需要是全人类通用的目标，而需求是个人特殊偏好和文化环境目标。也就是说，需要更具普遍客观性，而需求带有个人主观诉求。

二 评价指标与方法

基于前述，医疗卫生服务公平性问题的本质在于，政府所提供的医疗卫生服务是否公平解决（或有效干预）了影响个人健康状况的个人不可控因素。即当个人具有对医疗卫生服务客观需要时，不能因为个体金钱、社会地位的不同而获得不公正的医疗卫生服务待遇。由此，评价医疗卫生服务公平性的核心是评价个人对医疗卫生服务的真实需要及其最终选择受自然、社会等不可控因素的影响大小，影响越小则医疗卫生服务越公平。根据世界卫生组织健康问题的社会决定因素政策研究合作中心 Whitehead 的经典定义，医疗卫生服务公平性需要从医疗服务可及性、利用性、质量的差异性（平等性或不平等）三方面进行考察，在此基础上分析影响医疗卫生服务公平性的因素。

（一）医疗卫生服务可及性

可及性（Access）是评价医疗卫生服务系统的常用概念。美国健康学会 2004 年版的卫生保健术语词汇表将其定义为"个人获得适当的卫生保健服务的能力"，主要包括在经济、地理、组织服务机构等方面个人获得医疗卫生服务的能力。相应地，医疗卫生服务可及性平等指的是"医疗卫生需要相同情况下具备等同的就医通道"，具体包括两层含义：一是平等赋予每个人获取可用医疗卫生服务的权利；二是在医疗卫生需要的基础上合理分布国内医疗卫生资源，每个地理区域拥有便捷的就医通道，以及移除其他任何阻碍就医的障碍。[①]

基于此，结合国内外评价医疗卫生服务可及性的相关指标，本书在评价卫生需要的基础上，围绕可及性最为核心的投资、筹资、医保、就诊等方面进行分析，建立不同地区和人群

① Whitehead M. J., "The Concepts and Principles of Equity and Health", *International Journal of Health Service*, Vol. 22, No. 3, 1992.

医疗卫生投资情况、政府卫生经费支出比例、个人卫生经费支出比例、参保率、未参保率或自费率、报销比例、到最近医疗机构距离或时间等指标，对不同地区和人群医疗卫生服务可及性的差异性进行综合评价，在此基础上分析影响医疗卫生服务可及性公平的因素。

（二）医疗卫生服务利用性

医疗卫生服务利用性（Utilization）是评价卫生服务公平性的又一个重要因素。医疗卫生服务利用性公平包含横向平等和纵向平等两方面含义。医疗卫生服务的横向平等指的是所有具有同样卫生服务需要的人可以获得完全相同的卫生服务；而纵向平等则指卫生服务需要较大的人群应比那些需要较小的人群更多地获得所需的卫生服务。

"两周患病率"能较好反映医疗卫生服务的需求情况；而"两周患病未就诊比例"和"应住院而未住院比例"则能较好反映医疗卫生服务利用状况，比例越大则利用性越差；相应地，如果造成患病未就诊和应住院未住院的原因非个人真实主观意愿则可反映出医疗卫生服务利用的公平性差。

（三）医疗卫生服务质量

WHO界定医疗卫生服务质量（Quality）是卫生服务部门及其机构利用一定的卫生资源向居民提供卫生服务以满足居民明确和潜在需要的综合能力。对医疗卫生服务质量的评价较为复杂，方法不尽一致，广义上的评价甚至将其等同于整个医疗卫生服务体系的绩效。

Whitehead将医疗卫生服务质量的公平的含义划分为三层，一是机会平等，即每个人在公平程序下基于需要而非社会影响享有医疗卫生服务的平等机会。特别在医疗资源稀缺时，一些社会群体不应享有医疗卫生服务特权。二是承诺平等，即医疗卫生服务提供者应致力在对所有社区、所有人提供医疗卫生服务时对其做出相同的服务承诺，使他们获得可预见的相同的高标准的专业医疗卫生服务。三是可接受度，即用户对服务的接受认可程度。① 由此可见，对医疗卫生服务质量公平的评价主要涉及服务终端，即医疗卫生服务对象对其所接受服务的主观评价。据此，本书将国家卫生调查中居民对各项医疗卫生服务的满意度作为主要评价指标，以期在终端最直观地反映医疗卫生服务质量的差异性和公平性。

本书主要根据世界卫生组织、世界银行、密歇根大学中国研究数据库、中国卫生统计年鉴、第一至五次中国卫生服务调查研究等可获得的数据，建立相应评价指标。具体指标如表1-4所示：

表1-4　　　医疗卫生服务公平的内容及评价指标

医疗卫生服务分配	公平内容	体现方面	差异的主要测量指标	差异公平性评价
资金分配	可及性公平	按需投资公平；筹资公平	不同地区和人群医疗投入分配情况；政府卫生经费支出比例；个人卫生经费支出比例	不同地区和人群健康状况与医疗投入分配情况的相称性；个人卫生支出负担比例；个人收入增长率与医疗费用上涨率之差
制度分配		医保覆盖率；医保受益率；就诊距离或时间	参保率、未参保率或自费率；报销比例；到最近医疗机构距离或时间	影响未参保率、自费率的原因及比例；距离或时间差异的原因

---

① Whitehead M. J. , "The Concepts and Principles of Equity and Health", *International Journal of Health Service*, Vol. 22, No. 3, 1992.

医疗卫生服务分配	公平内容	体现方面	差异的主要测量指标	差异公平性评价
资源分配	利用性公平	按需利用医疗卫生服务；按需利用医疗卫生资源	两周患病就诊率、未就诊率、未治疗率；住院率、应住院未住院比率	影响两周患病就诊率、未就诊率、未治疗率、住院率、应住院未住院率的原因及比率
	质量公平	满意度	门诊服务（不）满意度；住院服务（不）满意度	门诊服务（不）满意度因素；住院服务（不）满意度因素

后文将根据表1-4及不同时期可取得的数据分析中国各历史阶段医疗卫生服务的公平情况，在此基础上进一步探究影响个人选择、医疗卫生服务和健康公平状况的动因。

第二章

基于"政治运动"的改革：
1949—1978 年的中国医疗卫生服务

各发展阶段采取何种途径应对公平问题，对公平的程度、可持续性等方面具有重要影响。回顾 1949 年至今的中国医疗卫生服务改革，在回答如何提供公平的医疗卫生服务的问题上，三个历史发展时期提交了三份不同的历史答卷。

在集体平均主义公平观下，改革开放前的医疗卫生服务改革受政治运动的推动，体现了有限公平的特点——基本医疗卫生服务可及性公平较高，利用性和质量公平城乡两极分化严重，主观与客观公平不一致。这使得这一阶段的医疗卫生服务的公平状况成就与争议并存，激烈却不可持续。

第一节　医疗卫生服务的供需状况

婴儿死亡率（每千人）和期望寿命是反映人口健康状况的两项重要指标。新中国成立初始，历经战争的摧残，经济水平、公共卫生环境和国民健康状况极差。新中国成立前，婴儿死亡率高达200‰左右，① 而据联合国人口司对1950—1955年世界194个国家和地区的调查统计显示，这一水平在世界倒数二十四位左右；人口期望寿命为35岁，也远低于20世纪50年代初46.5岁的世界平均期望寿命。

极低的人口健康指标意味着新中国成立初始人口对医疗卫生服务的需求迫切。然而包括卫生资源在内的众多基本生活所需资源却都百废待兴，极度紧缺。"1949年全国解放时，城乡共有各种医疗机构3399所，病床83900张，各种专业工作人员541240人（包括私立医院和开业医师）。总的情况是数量少、质量低、管理差，城乡分布不合理。病床和医生的四分之三集中于城市，而我国80%以上的人口居住农村。"② 面对需求与资源的激烈矛盾，新中国成立初期，中央政府提出了新中国卫生工作的四大方针：面向工农兵，预防为主，团结中西医，卫生工作与群众运动相结合。政府通过平均主义的"配给制度"统一计划分配生活物品，以及工作单位"福利包干"制的手段予以应对。医疗卫生服务作为福利之一，主要由国家和工作单位出资提供。

---

① 转引自中华人民共和国卫生部编《2004年中国卫生统计年鉴》，中国协和医科大学出版社2004年版。

② 转引自中国卫生年鉴编辑委员会编《1983年中国卫生年鉴》，人民卫生出版社1983年版。

第二节　医疗卫生服务可及性：基本医疗得以保障

一　医疗卫生服务改革概况

在城乡二元发展体制的背景下，这一时期的医疗保障制度和政府投资情况也需要对城市和农村分别研究。

在城市地区，1952 年政务院发布《关于全国各级人民政府、党派、团体及所属事业单位的国家工作人员实行公费医疗预防的指示》，公费医疗制度正式建立。享受公费医疗的对象是政府机关、党派、人民团体及教科文卫等事业单位的工作人员及现役军人和部分伤残军人，后来又包括在校大学生。其经费由各级政府财政预算拨款。1951 年政务院发布《劳动保险条例》，随后劳保医疗建立，其保障对象是全民所有制企业员工及其供养的直系亲属，经费主要来自企业福利基金。而针对城市没有工作单位的人，政府"建立了基于地理区位的居民委员会制度来补充单位福利系统。居民委员会负责分配从城市或省划拨的津贴给社区的无业居民，也扮演了公共监督、保障政治选举和侦测异常行为的重要角色。另外妇联等组织也起到一定作用"[1]。可以说，"几十年来，中国城镇的卫生服务提供者分为三个层次。中型企业一般都有自己的诊所为职工提供免费门诊服务；大型企业（1000 名职工以上）一般有自己的医

---

① Saich T. , *Providing Public Goods in Transitional China*, New York：Palgrave Macmillan, 2008, pp. 36-37.

院；市区医院向中型企业的职工提供住院服务，向小企业职工及未纳入保障的人提供所有服务。"① 城市医疗保障覆盖率和水平在当时的生产力水平条件下算是非常高的。

在农村地区，农村医疗保障制度并非像公费医疗、劳保医疗一样，由国家通过法律文件的形式得以确立，而是1952年伴随着农业互助合作化运动的发展，合作医疗在东北地区率先自发兴起，发展过程也更为坎坷。农业互助合作化运动试图通过采取合作制和群众集资的方式创办农村基层卫生机构，以解决农村缺医少药问题。1953年2月，"共产党慎重宣布这些农业单位有责任向有需要的成员提供福利协助，但分配金不能超过年收入的1%—5%"。随着农业合作化运动进入高潮，农村合作医疗有了较大的发展。1955年，多地农村相继建立了一批由农业合作社兴办的保健站和医疗站。但1956年随着"大跃进运动"的兴起，"这种集体合作社在'大跃进'时期被公社取代了。公社不仅处理农产品，也开展经济、政治、军事、卫生、社会福利工作。变成农村版的城市小社会工作场所。公社从最初的2400个发展到'大跃进'高潮时的74000个。公社想扮演主要福利提供者和基础免费产品提供者角色"②。农村合作医疗走向了简单平均主义的极端，出现了吃大锅饭的现象，农民看病不花钱，医药费从集体公积金中列支。这种需方缺乏约束机制，供方缺乏增长手段的简单平均主义很快发现不现实，难以为

---

① 王绍光、何焕荣、乐园：《政策导向、汲取能力与卫生公平》，《中国社会科学》2005年第6期。

② Saich T., *Providing Public Goods in Transitional China*, New York：Palgrave Macmillan，2008，pp.37-38.

继，没坚持多久，许多卫生站就因经费困难而停办。

1965 年，中央意识到医疗卫生资源分配的不合理问题，不到总人口 20%的城市居民享有国内绝大部分医疗资源，城乡卫生资源和状况相距悬殊。毛泽东针对我国医疗资源布局不合理和农村缺医少药等问题，作出了"把医疗卫生工作的重点放到农村去"的指示，并结合当时的农村社会主义教育运动，发出了"组织城市高级医务人员下农村和为农村培养医生"的号召。同年 9 月，中共中央批转卫生部《关于把卫生工作重点放在农村的报告》，强调加强农村医疗卫生工作，大力推行合作医疗。一大批来自城市的"巡回医疗队"下到农村，给农民看病，并对当地农民开展了基础医疗知识培训，通过培训，这些农民成为当地的"赤脚医生"①，壮大了农村医疗队伍。这一项目改善了农村的基础卫生条件和卫生免疫水平，也有利于计划生育的推行，切切实实地为农民治好了很多一般疾病。在当时严峻的社会环境中，该项目产生了深远的影响。1966 年，"文化大革命"的爆发，合作医疗和"赤脚医生"制度与其他政策一样，被赋予了极其浓烈的政治意识形态色彩，被各级政府迅速大力推进。从 1969 年起，全国出现了大办农村合作医疗的热潮。到 1976 年，全国农村约有 90%的行政村实行合作医疗保障制度，基本解决广大农村社员看病难问题。

---

① 因为在中国南方农村，农民都是光着脚在稻田劳作，因此被称为"赤脚医生"。

二 医疗卫生服务改革可及性公平的评估

由公费医疗、劳保医疗和农村合作医疗制度构成的医保体系基本覆盖了全中国城市和农村的绝大多数人口。"据1977年底统计，全国有85%的生产大队实行了合作医疗，人口覆盖率达80%以上。全国赤脚医生达150多万人，生产队的卫生员、接生员共有390多万。最鼎盛时，农村从事医疗卫生工作的（不脱产）人员达500多万。""1974年5月，在第27届世界卫生大会上，中国农村合作医疗受到第三世界国家的普遍关注，引起了许多国家的极大兴趣。世界银行和世界卫生组织把中国农村合作医疗称为发展中国家解决卫生经费的唯一典范。联合国妇女儿童基金会在1980—1981年年报中称：中国的赤脚医生制度在落后的农村地区提供了初级护理，为不发达国家提高医疗卫生水平提供了样板。"①

可以说，在"大跃进"和"文化大革命"运动的影响下，基本医疗制度作为一项政治意识形态色彩极浓的政治任务得到了迅速建立和推广，在极低的生产力条件下解决了绝大部分居民的基本医疗问题。但也正因为它的政治色彩，这种现象也注定极其不稳定、缺乏长效可持续发展机制，只能昙花一现。1976年后，随着政治运动的结束、财政压力的增大以及新型家庭联产承包责任制的建立，原来生产大队和人民公社逐步解体，农村合作医疗失去了集体经济的支持，制度难以为继，最终走向瓦解。

---

① 蔡天新：《新中国成立以来我国农村合作医疗制度的发展历程》，《党的文献》2009年第3期。

第三节　医疗卫生服务利用性与质量：城乡两极分化

这一时期医疗卫生服务的利用和质量是基于工作单位和地点的"工作单位福利包干制"。这就意味着在同一个工作单位工作的成员可以享受价格低廉，且质量平等的医疗卫生服务，但不同单位之间的医疗服务质量有所差异。

一　城市医疗卫生服务的利用性与质量

20世纪六七十年代各项政治运动达到高潮时期，医疗卫生服务运动也达顶峰。在城市，"社会福利提供已经反映出官方意识形态的偏好，对那些居住在城市地区、在国有企业和政府工作的人提供了优惠待遇。这些重要群体被视为对促进工业化起着关键作用，并且是共产党的重要组成部分。……（例如）第一个五年计划提出4600万平方米的新住房中，把3300万平方米直接分配给国有企业或政府部门的住房项目。"① 在政策优惠倾斜下，企业仿佛是一个小"福利国家"，大部分企业特别是职工人数众多的大型企业，自行兴建了职工宿舍、兴办了企业医院（或医务室）、幼儿园、小学等附属机构，为职工及其直系亲属提供住房、医疗甚至基础教育等生活必需的低廉甚至免费的福利。因此，城市人口的医疗服务利用性很强，看病便利，小病在自己单位内部可解决，大病也可转院至政府

---

① Saich T. , *Providing Public Goods in Transitional China*, New York：Palgrave Macmillan，2008，pp. 17-35.

公立医院，政府和企业几乎承担了所有费用，个人只用负担低廉的门诊费等极其少的费用。

二　农村医疗卫生服务的利用性与质量

在农村地区，则实行政府有限支持下的低付费合作医疗制度。尽管合作医疗制度的保障水平远远低于城市单位，但集体合作及"大跃进"时期的人民公社扮演了类似城市中单位的角色。特别是 1952 年开始的爱国卫生运动、1960 年"除四害"运动、"文化大革命"时期的"两管、五改"运动，以及"赤脚医生"数量的迅速崛起，很大程度上提高了生活环境质量，预防并降低了多种传染病发病率，有效缓解了农村医疗资源匮乏的状况，增强了基本医疗卫生服务利用性。但由于基础设施落后，农村又缺乏质量高的医疗机构，严重影响了农村人口对高水平医疗卫生服务的利用公平性。

三　城乡医疗卫生服务的差异

图 2-1 用 GIS 方法绘制了 1955 年和 1965 年全国单位职工分布与全国每万人拥有医生分布情况，一定程度上反映了"工作单位"和医疗资源的分布关系。图中圆点代表了各省份每万人拥有执业（助理）医师数的分布和密集情况，圆点越密集，表示该省份人均拥有的医生资源越多；各省份的颜色深度代表了"单位"职工占该省份总人口的比例，颜色越深，单位职工占比越高。

在可统计的范围内，单位职工比例高的省份，其拥有的医生资源丰富。1955 年，北京、天津、上海、辽宁、黑龙江、

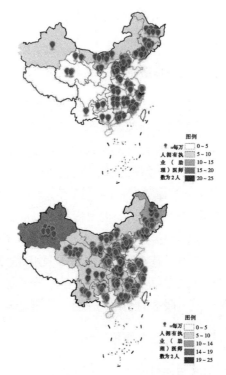

图 2-1　1955 年、1965 年全国单位职工分布与每万人拥有医生分布情况

数据来源：根据国家地理测绘地理信息局标准地图服务系统、国家统计局国家数据网、密歇根大学中国信息研究中心数据库相关数据计算绘制。①

---

①　1955 年图中，河北、内蒙古、安徽、云南单位职工数占比数据为 1957 年，福建为 1958 年数据；黑龙江、广东、辽宁、青海、内蒙古每万人拥有执业（助理）医师数为 1957 年数据。西藏、四川（含重庆）、山东、江苏、海南、台湾、香港、澳门数据缺失。1965 年图中，因行政区划原因，重庆纳入四川合并统计；贵州职工人数包括部分城镇个体劳动者。西藏、山东、海南、台湾、香港、澳门数据缺失。

内蒙古等单位职工比重最大的前 10 位省份中，有 8 个省份的每万人拥有执业（助理）医师数的比例也排在前 10 位，拥有较好的医疗资源。而河南、贵州、安徽、甘肃等农业大省，单位职工比例低，每万人拥有执业（助理）医师数的比例也排在全国后列。1965 年，单位（职工）占比增加的省份（河北省除外），每万人拥有的医生比例也随之增加。其中新疆单位职工占比增长了 12.6 个百分点，每万人的医生拥有量增长了 3 倍；山西职工占比增长了 2 个百分点，而每万人医生拥有量翻了一倍，增至 26 个；天津市的每万人医生拥有量从 1955 年的 9 个增至 1965 年的 17 个。

可见，这一时期医疗卫生服务利用性和质量主要取决于人口的工作地点；受发展重点和政治运动影响，到 70 年代中后期，基本医疗卫生服务的利用性和质量较为公平，但高水平的医疗卫生服务利用性和质量城乡之间差距显著。这一时期，由于城乡二元体制与严格的户籍制度，社会人员流动性低，城乡之间与地域之间的不公平感未充分体现。

综上所述，这一时期主要通过政治运动来实现的医疗卫生服务"公平"，具有较大的局限性。这种局限性的具体表现是，基本医疗卫生服务可及性公平较高，政府倾向于为集体中每位成员提供平等且趋于免费的医疗卫生服务；然而，从医疗卫生服务的利用性和质量公平来看，城乡两极分化严重、主观公平与客观公平不一致，激励机制受到扭曲，资源浪费与资源缺乏同时发生。这使得这一阶段的医疗卫生服务的公平状况成就与争议并存，激烈却不可持续。本书将在第六章深入探讨造成这一时期有限公平的深层原因。

第三章

基于"市场运动"的改革：
1979—2002年的中国医疗卫生服务

随着人口的增长和医疗成本的上升，企业和政府都无法再满足无限增长的医疗需求。更重要的是，政治运动力量驱动下的平均主义医疗改革，与低下的生产力水平不相适应。因而，改革注定不可持续，基于政治运动的公平势必不可为继。在全球市场化趋势的影响下，政府开始把市场当作解决问题的灵丹妙药。在此背景下，第二次改革浪潮伴随着1978年的改革开放拉开序幕，在对市场和医疗卫生服务的误解下，之前以单位内部医疗服务平等化为特点的卫生体系，被追求市场效率的新的卫生体系取代，医疗卫生服务的资金分配、资源分配和制度分配进行了转折式的改革；医疗卫生服务各方面公平的差异性加剧；卫生服务公平性发生了大幅转变，社会为不公平的医疗卫生服务付出了惨重代价。

第一节 医疗卫生服务的供需状况

新中国成立后的和平环境以及强力政治动员体制下的新中

国独特的卫生工作政策为当时生产力水平极低的中国提供了基本医疗的保障。婴儿死亡率和人口平均预期寿命得到了迅速改善。其中婴儿死亡率下降迅速，从新中国成立前的 200‰左右下降到 70 年代中期的 47‰，80 年代初期的 35‰，以及 2000 年的 28.38‰。[①] 特别是大中城市婴儿死亡率从 50 年代初期的约 100‰，降至 70 年代中期的 15‰左右，80 年代的 13‰左右。[②] 但农村地区婴儿死亡率到 80 年代仍居 30‰左右的高位。虽然这一时期我国婴儿死亡率处于较低水平，但与发达国家相比（如 2000 年日本婴儿死亡率为 3.2‰），仍有较大差距。

在人口平均期望寿命方面，50 年代平均期望寿命从约 35 岁增长到近 60 岁，每年平均提高约 1.5 岁，而 60 年代每年提高 0.3—0.4 岁；70 年代则为每年提高 0.4—0.5 岁。[③] 然而，自改革开放至 2002 年这 25 年间，全国人均期望寿命增速大幅放缓，全国人均期望寿命从 1981 年的 67.8 岁提升至 2000 年的 71.4 岁，年平均只提高了 0.18 岁。

而从反映居民对医疗卫生服务需求更为客观的两周患病率、慢性病和住院率情况来看，根据 1993 年、1998 年的两次国家卫生服务调查报告，医疗卫生服务客观需求量持续增加。1998 年我国居民两周患病率为 15.03%（城市 18.71%、农村 13.7%）。与 1993 年第一次国家卫生服务调查的 14.01%相比，

---

① 周有尚、饶克勤、张德英：《中国婴儿死亡率分析》，《中国人口科学》1989 年第 3 期。

② 冯学山、顾杏元：《中国婴儿死亡率分析》，《中国卫生统计》1991 年第 1 期。

③ 蒋正华、张为民、朱力为：《中国人口平均期望寿命的初步研究》，《统计研究》1984 年第 3 期。

两周患病率增速为 7.3%（城市增长了 6.8%，农村增长了 7.4%）。由此估算，目前全国全年患病人次数为 50.8 亿（城市约 19 亿、农村约 32 亿），比 1993 年的 43.7 亿增加了 7.1 亿人次。平均每个居民年患病 3.91 次（城市 4.8 次、农村 3.6 次），比 1993 年的 3.64 次增加了 0.27 次。卫生服务调查询问居民中患有慢性病的人数，计算居民慢性病患病率为 12.76%（城市 20.05%、农村 10.27%），与 1993 年第一次国家卫生服务调查相比，慢性病患病率略有增加。主要为城市（增长了 4.0%）。由此计算全国约有 1.66 亿人患有慢性疾病。①

从供方情况看，这一时期医疗卫生服务的机构规模、卫生人力、物力和材料等资源不断迅猛增加，但分布和配置日趋不合理。相比 1978 年，卫生机构数从 17 万个增加到 1998 年的 31.4 万个；全国卫生人员数从 310.6 万人（其中卫生技术人员 246.4 万人）增加至 553.6 万人（其中卫生技术人员约占 80%），增长了 78%；卫生机构床位数从 204.2 万张增加到 314.3 万张；1998 年各级政府预算卫生支出达 590 亿元，是 1978 年的 16 倍。这使得卫生系统的基础建设不断完善、高新尖医疗技术和装备广泛使用、大型医疗仪器设备更新换代加快，提高了医院的诊治水平。

然而，医疗卫生机构、人力和物力的发展相对集中在城市地区。据统计，国家和各级财政对卫生投入的 80% 集中在城市，其中又有 80% 集中在城市大医院。一些符合公众利益、

---

① 饶克勤、陈育德：《当前卫生服务供需基本状况和值得注意的问题》，《中国卫生经济》1999 年第 6 期。

具有更大社会效益的预防保健、基本医疗服务和涉及 9 亿人口的农村卫生等方面的工作，却因社会筹资困难而发展缓慢，甚至有些已开展的工作难以为继。[①] 医疗卫生服务资源供给结构的扭曲在改革开放市场化改革的浪潮中进一步加剧，原有的单位福利式医疗卫生服务体系崩塌，规范的城乡基本医疗卫生服务体系迟迟未建立，优质医疗卫生资源供给不均衡，城市高收入群体、特权群体等少数人群享有多数优势资源。医疗卫生服务各方面公平的差异性加剧，卫生服务公平性发生了大幅转变，下文将按照第一章的分析框架，从医疗卫生服务可及性、利用性、质量三方面对影响医疗卫生服务客观需求不能实现的因素进行分析，并对这一时期的医疗卫生服务公平情况进行评判。

第二节　医疗卫生服务可及性：投入不足与结构扭曲

国家卫生服务调查界定了卫生服务的可及性主要包括两个方面的内容：一是距离上的可及性，也就是到达医疗卫生机构的方便程度，通常用离医疗机构的距离或到达医疗机构所需要的时间表示；二是经济上的可及性，也就是疾病发生时居民有无支付能力，通常经济上的可及性考察公民是否享有医疗保障制度，以及是否与其经济收入水平相适应。

---

① 饶克勤、陈育德：《当前卫生服务供需基本状况和值得注意的问题》，《中国卫生经济》1999 年第 6 期。

一 投资水平及结构的公平性

根据世界卫生组织的界定，整体的出生期望寿命、婴儿死亡率和 5 岁以下儿童死亡率（分别指出生到 1 岁和出生到 5 岁死亡的概率）及成人死亡率（15—60 岁之间死亡的概率）这四项期望寿命和死亡率指标能够较好地衡量人口的整体健康状况。因此，我们可以根据一国整体健康状况指标好坏，从客观上判断该国对健康、医疗卫生服务的需求的强弱。表 3-1 反映了 1990 年和 2000 年中国健康状况和需求及国家卫生支出占 GDP 比例和政府支出占卫生总支出比例。

可以看出，1990 年我国政府支出占卫生总支出比例为 25.1%，健康水平各项指标与全球中间值相当，甚至更优；2000 年，中国多项健康水平指标落后于全球中位水平（男女出生期望寿命降低 1 岁，婴儿死亡率和 5 岁以下儿童死亡率均增长了 2‰），理论上中国公民对健康和医疗卫生投入的需求应加大，然而实际情况却是政府支出占卫生总支出比例降至 15.5%，仅为世界平均水平 57.9% 的 1/4 左右，卫生支出占 GDP 比例为 4.62%，仅为世界平均水平的一半。政府对医疗卫生服务投入水平明显低于世界平均水平。

表 3-1　1990 年、2000 年健康状况、需求与政府投入情况

	男女出生期望寿命（岁）		婴儿死亡率（‰）		5 岁以下儿童死亡率（‰）		成人死亡率（15—60 岁）（‰）		卫生支出占 GDP 比例（%）	政府支出占卫生总支出比例（%）
年份	1990	2000	1990	2000	1990	2000	1990	2000	2000	2000
中国	68	71	37	30	46	36	172	135	4.62	15.50

	男女出生期望寿命（岁）		婴儿死亡率（‰）		5岁以下儿童死亡率（‰）		成人死亡率（15—60岁）（‰）		卫生支出占GDP比例（%）	政府支出占卫生总支出比例（%）
全球中间值	67	70	37	28	46	34	206	197	5.80	57.00
全球最值	79	81	5	3	5	3	6	3	20.30	99.80

数据来源：2010 年世界卫生统计（中国卫生支出占 GDP 的比例及政府支出占卫生总支出的比例，数据来源于 2010 年《中国卫生统计年鉴》）。

另外，从 1978—2002 年中国卫生支出占 GDP 比例的增长情况看（如图 3-1 所示），25 年间，该比例从 3.02%增长到 4.81%，过程曲折，增长缓慢。

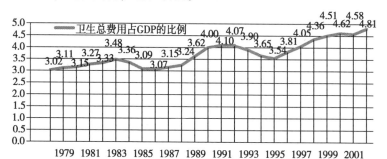

图 3-1　1978—2002 年中国卫生支出占 GDP 的比例

数据来源：2006 年《中国卫生统计年鉴》。

从资金投入结构看，卫生资金和资源的投入存在严重的结构失衡问题。在资金流向方面，1990—1995 年，20%多的城市人口拥有全国近 60%的卫生资金投入；在医疗保险制度的分配方面，1993 年、1998 年和 2003 年主要用于保障全国 70%人口的农村合作医疗制度的参保人数的比例分别仅占 7.7%、5.6%、8.8%。而若从两周患病率这一指标分析城乡人口对医疗需求情况，城乡人口两周患病率差异不足 1.3 个百分点，城市医疗卫生服务需求量远低于农村，但医疗卫生服务分配倒挂，城乡医疗资金投入结构严重失衡。

另外，政府卫生费用支出比例的变化直接影响了个人卫生支出结构。如表 3-2 和图 3-2 所示，1983—1984 年，国家财政收入增幅分别达到 12.8%、20.2%，但政府卫生支出比例连续两年负增长（-3.70%，-1.30%）；与此同时，1983 年个人卫生支出比例增速高达 45.30，是当年 9.5% 的个人收入增幅的 4 倍多，个人卫生支出负担严重。1987—2000 年长达 14 年间，国家财政平均增速达 15.6%，政府卫生支出比例却保持常年平均-6.3% 的负增长，政府卫生支出比例从 33.5% 逐年减至 15.5%，与此同时个人卫生支出比例从 30.3% 增至 59%，年均增速达 6.0%。

表 3-2　　1979—2002 年政府、个人收入及卫生费用支出比例的变化情况　　　　（%）

年份	人均收入增长率	个人卫生支出比例增速	国家财政收入增长率	政府卫生支出比例增速
1979	0.00	-0.40	1.30	0.20
1980	5.60	4.20	1.20	12.50
1981	5.30	12.10	1.40	2.80
1982	5.00	-8.80	3.10	4.30
1983	9.50	45.30	12.80	-3.70
1984	8.70	3.80	20.20	-1.30

年份	人均收入增长率	个人卫生支出比例增速	国家财政收入增长率	政府卫生支出比例增速
1985	16.00	-12.80	22.00	4.40
1986	3.40	-7.30	5.90	0.30
1987	-3.30	14.90	3.60	-13.30
1988	0.00	3.20	7.20	-11.20
1989	0.00	9.00	32.90	-8.50
1990	6.90	4.80	10.20	-8.10
1991	9.70	5.00	7.20	-8.90
1992	8.80	6.20	10.60	-8.70
1993	10.80	5.90	24.90	-5.30
1994	12.20	4.20	20.00	-1.60
1995	15.20	5.60	19.60	-7.50
1996	22.60	9.10	18.70	-5.20
1997	15.40	4.30	16.80	-3.90
1998	5.30	3.80	14.20	-2.10
1999	6.30	1.80	15.90	-1.30
2000	10.70	5.60	17.10	-2.30
2001	7.50	1.70	22.30	3.00
2002	10.00	-3.70	15.40	-1.50

数据来源：根据《中国财政年鉴》、世界银行数据库、《中国卫生统计年鉴》相关数据计算。

二 筹资方式的公平性

20 年来，尽管政府建立起了新的医疗体系，但个人开始

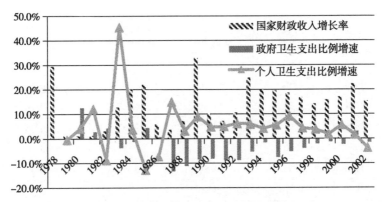

图 3-2　1978—2002 年国家财政收入增长率、
政府和个人卫生支出比例变化情况

数据来源：根据《中国财政年鉴》、世界银行数据库、《中国卫生统计年鉴》计算。

越来越多地为自身的医疗费用承担责任。事实上，单位和政府逐渐将医保责任抛给个人。个人承担医疗费用的比例，由 1978 年的 20.4% 上升到 2001 年的 60.0%（如图 3-3 所示）。因此，在这个阶段，一个人能否享受到好的医疗资源，主要取决于他的个人财富。

另外，城乡居民医疗保健的经济负担大大增加。城乡居民人均医疗保健支出占人均消费性支出比例逐年攀升，城市从 1990 年的 2.01% 增至 2002 年的 7.13%，农村从 3.25% 增至 5.67%。2000 年，世界卫生组织报告指出中国在"财务负担公平性"方面，位居尼泊尔、越南之后，排名 188 位，倒数第四，被列为卫生系统"财务负担"最不公平的国家之一。

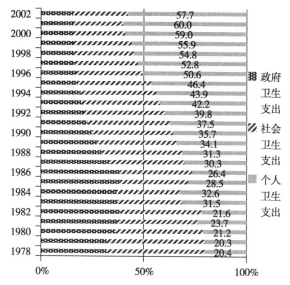

图 3-3 1978—2002 年医疗卫生服务筹资情况：
政府、社会、个人卫生支出比例

数据来源：1979—2003 中国卫生统计年鉴。

三 医保覆盖率

在改革开放前，几乎全体城镇居民和大部分农村居民都能够获得一定的医疗保障。[①] 特别是农村合作医疗制度为占全国 80% 人口的农村地区提供了基本医疗保障，在整个医疗保障体系中充当着中流砥柱的作用。但问题是这一时期的医疗保障制

———————

① 转引自王绍光、何焕荣、乐园《政策导向、汲取能力与卫生公平》，《中国社会科学》2005 年第 6 期。

度的广泛推行，实质上是"文化大革命"等政治运动的附属物，其主要目的是迎合政治上的需要。因此，这一时期的医保制度为迎合"文化大革命"的"共产主义"的政治任务，片面追求与生产力水平不相符的免费医疗和平均主义，"文化大革命"的结束以及不符合生产力水平的医疗服务分配方式必然导致医保制度在80年代快速萎缩，甚至坍塌。

改革开放后，与第一阶段"集体平均主义"理念截然相反，市场理念强调"个人责任""个人投入"以及"市场规范"。1979年卫生部等五部委联合发布了《农村合作医疗章程（试行草案）》，对农村合作医疗的管理制度做出了细致的规定，试图摆脱长期以来的政治束缚。然而，在探索践行这一市场理念和手段的过程中，政府高估了市场的能力和作用范围，将其基本的医疗保障责任也一同抛给了市场上的个人。特别是80年代初，为加强对赤脚医生的规范管理，对全国125万名赤脚医生进行了统一考核，结果只有64万人通过并获得"乡村医生"证书，农村医务人员锐减，加上对农村的限制性政策放宽后，一部分农村医务人员弃医改行，加剧了农村合作医疗资源的匮乏。另外，自农村实行家庭联产承包责任制后，合作医疗制度赖以生存的农村集体经济结构发生转变，使得用于集体福利的经费大幅度减少，合作医疗经费匮乏。与此同时，政府却未对这一医疗保障的政策缺口提供相应的补偿措施。"据1989年年底统计，全国农村合作医疗的参与率仅剩4.8%，且大多数农村医疗卫生机构已经解体"①。

---

① 蔡天新：《新中国成立以来我国农村合作医疗制度的发展历程》，《党的文献》2009年第3期。

20 世纪 90 年代起,我国开始探索社会主义市场经济价值取向的农村合作医疗制度。1991 年,国务院批转了卫生部等五部委向国务院递交的《关于改革和加强农村医疗卫生工作的请示》,要求各地参照执行,启动了农村合作医疗新一轮改革。但当时农村合作医疗基本解体,尚存的农村医疗室(站)也被个人承包经营,农村合作医疗改革依然困难重重。1996 年中央下发了《中共中央、国务院关于卫生改革与发展的决定》,提出"要在政府的组织和领导下,坚持民办公助和自愿参加的原则。筹资以个人投入为主,集体扶持,政府适当支持"。与此同时,1985—2000 年,政府卫生支出占政府财政支出的比例从 5.4% 下降至 4.5%。这种"以个人投入为主"的筹资方法,难以提高医疗保障的覆盖率,使农村无医保比例始终保持在平均 86% 左右的高位(如表 3-3 及图 3-4 所示)。

表 3-3　　1993—2003 年居民参加社会医疗保险构成情况

居民参加社会医疗保险构成(%)								
医保类型	城乡合计			城市合计			农村合计		
	2003 年	1998 年	1993 年	2003 年	1998 年	1993 年	2003 年	1998 年	1993 年
基本医保	8.9	—	—	30.4	—	—	1.5	—	—
公费医疗	1.2	4.9	5.8	4.0	16	18.2	0.2	1.2	1.6
劳保医疗	1.3	6.2	9.7	4.6	22.9	35.3	0.1	0.5	1.1
合作医疗	8.8	5.6	7.7	6.6	2.7	1.6	9.5	6.6	9.8
纯商业保险	7.6	1.9	0.3	5.6	3.3	0.3	8.3	1.4	0.3
其他社会医保	2.0	5.0	6.6	4.0	10.9	17.4	1.3	3.0	3.1
自费(无医保)	70.3	76.4	69.9	50.4	44.1	27.3	87.3	87.3	84.1

数据来源:2003 年国家卫生服务调查。

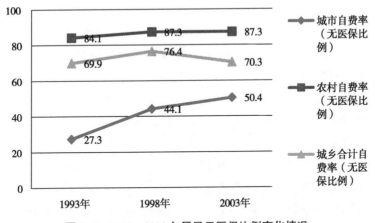

图3-4 1993—2003年居民无医保比例变化情况

数据来源：2003年国家卫生服务调查相关数据。

在城市，医疗保障制度同样受经济体制转轨的深刻影响。一方面，从党的十四届三中全会决定建立社会主义市场经济体制以来，经济快速增长，收入差距拉大，基尼系数从1981年的0.288扩大到2003年的0.479；[①] 加之国有企业大规模实行"减员增效，下岗分流"的改革，众多职工下岗失业，城市低收入人群大幅增加。在"个人为主"的医保投入模式下，低收入人群因经济困难享受不到基本卫生服务。

另一方面，随着农村人口流动政策的放开，农村1.5亿剩余劳动力转移到城镇，而这部分人群长期缺乏相应的医保制度。种种原因造成了城市医保覆盖率大幅降低。据国家卫生服

---

① 1981年的基尼系数数据引自曾国安《论中国居民收入差距的特点、成因及对策》，《中国地质大学学报》（社会科学版）2001年第4期；2003年数据引自2012年国民经济运行情况新闻发布会上国家统计局局长马建堂公布数据。

务调查显示，无医保人群从 1993 年的 27.3%骤升至 2003 年的 50.4%（如表 3-3 及图 3-4 所示）。

与此同时，医保制度构成的变化也加剧了医保覆盖率的降低。在改革开放前一阶段承担大部分医疗保障功能的劳保医疗和公费医疗制度，在国有企业、事业单位增强效率的改革过程中，逐步甩掉或大幅削减了医疗保障福利。1993—2003 年，劳保医疗从 35.3%锐减至 4.6%，公费医疗从 18.2%减至 4%（如图 3-5 所示）。与此同时，在 80—90 年代，整整 20 多年，

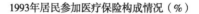

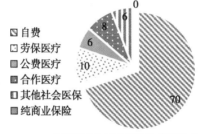

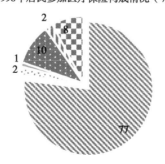

图 3-5　1993 年与 1998 年居民参加社会医疗保险构成的变化情况

数据来源：2003 年国家卫生服务调查相关数据。

中国医疗卫生服务历史沿革中的"钟摆式"公平

旧医保体制逐步解体，但新的医保体制并未建立起来，导致这一阶段的医保覆盖率公平性状况跌倒历史低值。

四 就诊距离

就诊距离或时间越短，表明医疗卫生服务可及性越高。在四次国家卫生服务调查中，就诊距离分为不足 1 公里、1 公里、2 公里、3 公里、4 公里和 5 公里及以上六个档次，其中不足 1 公里是可及性最高的档次。从 1993 年和 2003 年不足 1 公里所占的比例来看，大城市和农村地区，特别是四类农村地区（即按社会经济状况分类中最差的地区）降幅显著。大城市主要受城市扩张的影响，居民居住中心外移，而大部分原有的卫生机构仍处市中心，新的卫生机构未能及时回应大城市人口迁移的需求，因而不足一公里的比例从 93.52% 降至86.2%。而四类农村地区则受自身经济条件制约，加上政策投入不足，医疗卫生服务可及性也逐年降低，不足 1 公里的比例从 53.85% 降至 37.9%；5 公里及以上的比例则从 10.61% 提高至 18%。

表 3-4 1993—2003 年家庭住户到最近医疗点不足 1 公里和
5 公里及以上距离的构成 （%）

		全国总计	城市合计	农村合计	大城市	中城市	小城市	一类农村	二类农村	三类农村	四类农村
不足1公里	1993 年	72.16	82.52	67.84	93.52	74.69	79.35	68.75	73.25	67.11	53.85
	1998 年	70.74	77.51	67.91	80.21	74.38	76.99	72.59	79.45	62.93	43.21
	2003 年	67.20	81.80	61.10	86.20	84.80	73.70	67.60	69.00	57.80	37.90

续表

		全国 总计	城市 合计	农村 合计	大 城市	中 城市	小 城市	一类 农村	二类 农村	三类 农村	四类 农村
5公里 及以 上	1993 年	2.92	0.72	3.82	0.42	0.97	0.79	3.47	2.22	3.16	10.61
	1998 年	3.19	0.78	4.20	1.06	0.87	0.35	0.75	1.35	5.22	15.23
	2003 年	3.50	0.50	4.80	0.60	0.40	0.30	1.70	3.00	4.00	18.00

数据来源：1993 年、1998 年、2003 年国家卫生服务调查。

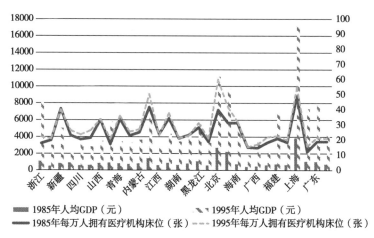

图 3-6 1985 年和 1995 年全国 30 个省份人均国内生产总值与
每万人拥有医疗机构床位数变化情况

数据来源：根据国家统计局国家数据网数据绘制。

　　而具体在医疗资源的分配方面，很大程度上由各地收入水平和地方发展目标决定。如图 3-6 所示，从床位绝对数看，低于全国平均水平的 20 个省份中，多数是受当地经济发展水平低影响，而江苏、广东、山东、浙江等经济大省的每万人拥有医疗机构床位数远低于全国平均水平。

另外，医疗资源的发展并未随着各地经济的发展得到相应显著改善。十年间，地方每万人拥有医疗机构床位数增长缓慢，医疗资源并未随着经济的高速增长得到有效改善。江西、湖北、新疆的每万人拥有医疗机构床位数甚至出现负增长；山西、湖南、贵州等地几乎停滞；而在经济增速较快的省份（如上海、北京、天津、广东、江苏、浙江、福建等），除北京外，每万人拥有医疗机构床位数的增加均非常缓慢。在以经济建设为中心的时代背景下，经济的显著增长并未有效拉动当地人均医疗资源的提高。

第三节　医疗卫生服务利用性：保障缺位与价格失衡

一　医疗卫生服务需求

卫生服务需求一方面表现在人们有利用卫生服务（医疗、预防、保健、康复等）来解决自身健康问题的愿望；另一方面表现在人们必须具备相应的支付能力。人们对自己是否健康、是否患病、是否需要就医或接受预防保健服务所做出的主观判断（或愿望），称为卫生服务需要。由于人们对疾病和健康缺乏足够了解，卫生服务需求具有不确定性、被动性，加上卫生服务效益的外在性，严格意义上的卫生服务需要、需求定义及其测量是很难确定的。①

国家卫生服务调查在家庭健康询问调查设计中，采用居民

---

①　卫生部统计信息中心：《第三次国家卫生服务调查分析报告》，中国协和医科大学出版社2004年版，第18页。

对自身健康的评价，调查前两周是否患病（自我报告），疾病持续的天数，因病休工、休学和卧床天数，慢性病患病、失能和残障等情况，来反映居民健康状况与卫生服务需要。

（一）两周患病率

两周患病率是卫生服务需要的重要指标，可评价公众对医疗卫生服务的需要客观情况，指的是调查居民中两周内患病人数或人次数/调查总人数之比（百分率或千分率）。

根据 1993 年、1998 年的两次国家卫生服务调查报告，1993 年我国居民两周患病率为 14.01%，其中城市 17.5%，农村 12.8%；到 1998 年，城乡居民两周患病率 15%（城市 18.71%、农村 13.7%）。从居民两周患疾病严重程度看，1993 年每千人患病天数和每千人休工天数分别为 1117 天和 239 天；1998 年，两项指标分别增长了 12.5% 和 28.9%，分别为 1257 天和 308 天。

（二）慢性病患病率

慢性病患病率是测量居民医疗卫生服务需要的另一项指标，指的是每百名 15 岁以上被调查者中慢性病患病的人数或例数。从调查结果看，1993 年和 1998 年居民慢病率变化度不大，在 20% 左右（分别为 20.7%、20.1%）。

（三）居民自我健康评价

居民对自身健康状况的评价是了解居民卫生服务需要量最常见的方法，反映了居民对卫生服务需要的主观认识，除受自身客观身体状况影响外，还受教育程度、经济收入等因素影响。通常采用国际通用的调查问题，询问调查者"与同龄人相比，自感身体健康状况如何？"和"与调查的前一年相比，自感身体健康状况如何?"两个问题。被调查者回答问题的选择有很好、较好、一般、较差和很差五项。

1998年的调查显示,与同龄人相比,居民自感健康"一般"的占32%;自感"较差"或"很差"的占6.7%;而与前一年相比,自感健康状况"较差"或"很差"的占7.1%。

二 利用性:两周患病未就诊与应住院未住院情况

国家卫生服务调查通过询问调查前两周内被调查者患病情况来估算两周患病率,用每百人两周内患病人数或者例数(人次数)来表示;而两周患病率未就诊比例(或为治疗率)和应住院而未住院比例能反映出医疗卫生服务实现程度。两周患病未就诊指的是两周内患病者中未去医疗机构就诊的例数与两周患病总例数的比;如果说两周患病未就诊的比例在一定程度上受个人对自我健康状况的感知影响,客观性较弱的话,那么应住院而未住院的比例则较逼近个人对医疗卫生服务的客观需求。应住院而未住院比例是调查人口有医生诊断需要住院但由于各种原因未住院的人次数占所有医生诊断需要住院人次数的比例。

可以看出,两周患病未就诊比例和应住院而未住院比例能较好反映医疗卫生服务利用状况,比例越大则利用性越差;相应地,如果造成患病未就诊和应住院未住院的原因非个人真实主观意愿则可反映出医疗卫生服务公平性差。

从两周患病未就诊的情况看,1993—2003年十年间,城乡两周患病未就诊比例从36.4%增长到48.9%;其中,城市两周患病未就诊比例增长幅度最大,2003年高达57%,比1993年增长了近35%。

从应住院未住院情况看，1993—2003 年，城乡应住院而未住院比例从 25.1%增至 32.3%；其中，农村应住院而未住院比例增幅最高，从 24.7%增加到 34.5%，增速约 43%。

表 3-5 和图 3-7 是国家卫生服务调查对 1993 年、1998 年和 2003 年城乡两周患病未就诊比例及应住院而未住院比例的调查情况。可见，两周患病未就诊比例和应住院未住院比例在 1993—2003 年一直处于增长态势，特别是 1998—2003 年增长尤其剧烈，城市两周患病未就诊比例增速最大，接近 15%；农村应住院未住院比例增速显著，超过 10%。

表 3-5　　　　1993—2003 年城乡两周患病未就诊比例及

应住院而未住院比例 （%）

	城乡两周患病未就诊比例	城市两周患病未就诊比例	农村两周患病未就诊比例	城乡应住院而未住院比例	城市应住院而未住院比例	农村应住院而未住院比例
1993 年	36.4	42.4	33.7	25.1	26.0	24.7
1998 年	38.5	49.9	33.2	29.6	27.8	30.3
2003 年	48.9	57.0	45.8	32.3	27.5	34.5

数据来源：1993 年、1998 年、2003 年国家卫生服务调查。

两周患病未就诊和应住院未住院比例的增长使得医疗卫生服务利用性大大降低，利用性降低的原因更多的是就医费用更多地依靠个人收入，因此与此同时，患者采用各种诊疗措施的比例增加，特别城市居民未就诊比例增加明显，部分患者到药店购药，采用自我医疗。1998 年的城乡居民两周就诊率为16.4%，两周内就诊者平均就诊次数 1.78 次；住院率为3.5%，与 1993 年第一次调查相比，两周就诊率城市下降了

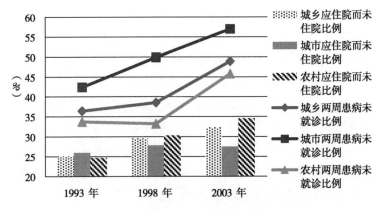

图 3-7　1993—2003 年城乡两周患病未就诊比例
及应住院而未住院比例变化情况

数据来源：1993 年、1998 年、2003 年国家卫生服务调查相关数据。

18.8%。住院率城市下降了 4.3%。由此估算：全国年就诊人
次数为 57.3 亿，平均每人每年就诊 4.4 次；全国年住院人次
数 4600 万。与 1993 年相比，城市患者未就诊比例增加调查显
示 50.08%城市患者未去就诊。未就诊患者中，城市约 87%
（农村 65%）采取了自我医疗。也就是说，相当比例的城市患
者不去就诊，有效需求转移到药店购药，采用自我医疗。①

　　而造成医疗卫生服务利用性公平的问题则与这一时期的医
疗卫生体制市场化改革密不可分。1978 年党的十一届三中全
会提出全党工作重点转移到现代化建设上来，各个领域纷纷响
应，1979 年，当时的卫生部部长钱信忠在接受采访时提出

_____

　　① 饶克勤、陈育德：《当前卫生服务供需基本状况和值得注意的问题》，
《中国卫生经济》1999 年第 6 期。

"运用经济手段管理卫生事业"，全国卫生厅局长会议提出"卫生工作重点转移到医疗卫生现代化建设上，建设全国三分之一重点县"①。这使医疗卫生服务建设重点放在大城市，基本医疗卫生服务建设未得到重视。同年，卫生部等三部委联合发出了《关于加强医院经济管理试点工作的通知》、1981 年卫生部的《医院经济管理暂行办法》和《关于加强卫生机构经济管理的意见》，开始注重扭转卫生机构不善于经营核算的局面。到 1985 年，以"放权让利，扩大医院自主权"为核心思想的医改正式启动，当年国务院批转卫生部《关于卫生工作改革若干政策问题的报告》，强调要"放宽政策，简政放权，多方集资，开阔发展卫生事业的路子"；1989 年《关于扩大医疗卫生服务有关问题的意见》着重强调了"有偿医疗卫生服务"以及"积极发展卫生产业"，1992 年，国务院下发的《关于深化卫生改革的几点意见》则提出"支持有条件的单位办成经济实体或实行企业化管理，做到自主经营、自负盈亏"。卫生部贯彻文件提出的"建设靠国家，吃饭靠自己"的精神，在卫生部门工作会议中要求医院要在"以工助医、以副补主"②等方面取得新成绩，极大地刺激了医院创收，弥补收入不足。但与此同时，这一阶段的医改"只给政策不给钱"，医疗卫生服务受市场经济改革影响，简单模仿国企改

---

① 新华网：《中国医疗卫生体制改革 30 年进程——分析存在的问题》，2008 年 10 月 8 日，http：//news. xinhuanet. com/politics/2008-10/08/content_ 10163502. htm。

② "以'工'助医"，是指依靠乡镇企业的经济力量来支援卫生院的建设，同时也指农村卫生院在不影响医疗工作的情况下，通过兴办力所能及的"小工厂"，增强经济实力，促进自身的发展；实行"以'副'补主"，指的是组织多余人员兴办直接"为医疗卫生工作服务的第三产业或小型工副业"。

革，医院管理体制、运行机制正式转型走向市场化的同时，也影响了医疗机构公益性的发挥，群众看病成本持续攀升。据国家卫生服务调查显示，1998—2003 年，门诊医疗费用年均增长 13.29%，住院费用年增长 10.8%。

激增的医务费用、骤降的医保覆盖率和"以个人为主"的支付方式使得医疗卫生服务利用很大程度上取决于个人经济状况，大大增加了医疗卫生服务利用的不公平性。从未就诊原因来看，1993 年未就诊的原因排名前三位的分别是自我医疗（城市 77%、农村 45.8%）、自感病轻（城市 11.5%、农村 21.1%）和经济困难（城市 4.3%、农村 19.9%），农村因经济原因未就诊的比例明显高于城市；2003 年由经济原因未治疗的比例城市 36.4%，农村为 38.6%。

如果说两周患病率受个人主观因素影响较大的话，那么应住院未住院更能体现对医疗卫生服务的真实需求和公平情况。从未住院的原因分析，1993 年城市地区居民未住院中由于经济困难的比重为 39.8%，农村达 58.8%。2003 年，经济原因是应住院未住院的首要原因，城市中因为经济原因应住院未住院的比重为 56.1%，而农村的这一比例则高达 75.4%。医疗卫生服务利用的公平状况堪忧。

第四节　医疗卫生服务质量：费用畸高与矛盾凸显

一　改革背景

改革开放后，特别是 90 年代，国家大幅削减医疗卫生服务投入和"以工助医、以副补主"自负盈亏等市场化改革方针，导致医疗机构收入来源发生了根本性转变。1978年以前，超过50%的公立医院收入来自政府预算，而到20世纪90年代末，政府补贴比重仅占医院收入的6%。[1] 其他超过94%的医院收入中，大部分收入来源于医院开给患者的药品，1992年占到58.7%。收入来源的转变在医院自我创收的压力和动力下，很大程度上改变了医院的"公益性质"，医院在人民群众心中的公信力逐步下降，医患矛盾增加，人民群众对高昂的就医成本和服务不满意度不断增加。

二 满意度评价

1998年，《第二次国家卫生服务调查分析报告》显示，城乡住院患者对医院服务质量包括"对医院的服务态度""对医院技术水平""对医院设备、环境"三个方面的满意程度进行评价，"无不满意"的平均比例接近96%。在住院患者自己要求出院的原因调查中（如表3-6所示），可以发现56.14%（城市45.72%、农村60.50%）是由于经济上的原因，也就是说自己没有经济能力承担再继续住院治疗的费用而要求出院，尤其突出的是在一些贫困农村此比例达到80%。而患者由于医院条件所限和服务态度不好的原因出院的比例分别是4.01%（城市4.65%、农村3.74%）、0.83%（城市1.1%、农村0.72%）。

---

① 王绍光、何焕荣、乐园：《政策导向、汲取能力与卫生公平》，《中国社会科学》2005年第6期。

表 3-6　　　　家庭健康询问调查——调查地区出院者
自己要求出院的原因构成　　　　　　　（％）

调查项目	城乡合计	城市合计	农村合计	大城市	中城市	小城市	一类农村	二类农村	三类农村	四类农村
自己要求出院的原因调查人数	2770	818	1952	272	241	305	389	610	629	324
久病不愈	8.74	13.08	6.92	12.50	13.69	13.11	6.94	8.03	6.36	5.86
经济困难	56.14	45.72	60.50	35.66	46.89	53.77	56.30	54.10	59.30	79.94
医院条件所限	4.01	4.65	3.74	7.35	4.98	1.97	3.60	4.26	4.45	1.54
服务态度不好	0.83	1.10	0.72	1.84	1.66	0.00	0.51	1.48	0.32	0.31
其他	30.29	35.45	28.13	42.65	32.78	31.15	32.65	32.13	29.57	12.35

数据来源：1998 年《第二次国家卫生服务调查报告》。

表 3-7　　　家庭健康询问调查——调查地区出院者对
住院服务质量满意程度评价的分析　　　　（％）

调查项目	城乡合计	城市合计	农村合计	大城市	中城市	小城市	一类农村	二类农村	三类农村	四类农村
调查人数	6580	2243	4337	893	685	665	1049	1260	1356	672
对医院的服务态度评价很满意	33.02	31.88	33.62	30.46	30.22	35.49	37.08	33.81	28.98	37.20
较满意	42.69	42.13	42.98	40.87	43.21	42.71	41.56	43.02	44.91	41.22
一般	20.52	20.55	20.50	22.73	20.58	17.59	19.07	19.84	22.49	19.94
不满意	3.77	5.44	2.91	5.94	5.99	4.21	2.29	3.33	3.61	1.64
对医院技术水平的评价很满意	29.47	28.22	30.11	26.32	26.42	32.63	32.89	31.03	25.81	32.74

续表

调查项目	城乡合计	城市合计	农村合计	大城市	中城市	小城市	一类农村	二类农村	三类农村	四类农村
较满意	43.83	42.18	44.69	42.33	40.73	43.46	43.28	45.79	45.72	42.71
一般	23.33	24.48	22.73	26.76	25.99	19.85	21.45	20.08	25.88	23.36
不满意	3.37	5.13	2.47	4.59	6.86	4.06	2.38	3.10	2.58	1.19
对医院设备、环境评价很满意	24.50	26.48	23.47	26.76	22.63	30.08	30.70	23.49	20.58	18.01
较满意	38.77	40.44	37.91	33.82	46.13	43.46	37.27	37.94	37.54	39.58
一般	32.33	27.37	34.89	33.48	23.94	22.71	29.55	35.40	36.50	38.99
不满意	4.41	5.71	3.74	5.94	7.30	3.76	2.48	3.17	5.38	3.42

数据来源：1998年《第二次国家卫生服务调查报告》。

调查中，在对医务人员态度上总体是满意的（表3-7），认为很满意和较满意的人数为城市73.91%、农村76.6%，不满意城市占5.44%、农村占2.91%。从不同地区来看，大、中城市的出院者对医院服务态度不满意，达到6%左右。对医院的技术水平从总体上也是满意的，认为很满意（29.47%）和较满意（44.83%）两者占调查人数74.3%（城市70.4%、农村74.8%），不满意占3.4%（城市5.1%、农村2.5%）。从不同地区来看，中等城市的出院者对医院技术水平不满意的比例相比其他城市较高，达到6.9%左右，农村对于医院技术水平的不满意比例较低，为2.47%。对医院的设备和环境的满意程度，认为很满意（24.50%）和较满意（38.77%）两者占调查人数63.27%（城市66.92%、农村61.38%），不满意占4.41%（城市5.71%、农村3.74%）。

2003 年，《第三次国家卫生服务调查分析报告》中，城乡住院患者对医院服务质量满意度的比例不足一半，下降至44.32%，而造成不满意的因素中，患者对医疗费用最不满意，达到 33.18%；而对门诊服务"无不满意"的比例占 57%，最不满意的因素仍是医疗费用。

可见，在市场这一"外力"的作用下，医疗卫生服务公平的价值观、可及性、利用性和质量的发展方向发生逆转，像钟摆一般摆向了另一极点。这一"外力"的作用过程将在第六章和结论部分进一步讨论。

第四章

基于"价值回归"的改革：
2003年以来的中国医疗卫生服务

20世纪八九十年代的医疗卫生服务改革忽视了医疗卫生服务特性，政府未肩负起应有责任，将医疗卫生服务作为普通商品进行市场化改革与管理，使医疗卫生服务可及性公平、利用性公平和质量公平降到历史最低水平。据2000年世界卫生组织评估，中国卫生分配公平性在全世界排名188位，位列倒数第四。这一阶段医疗卫生服务改革探索基本以失败告终。①2005年9月，联合国开发计划署驻华代表处发布《2005年人类发展报告》，指出中国医疗体制并没有帮助到最应得到帮助的群体，特别是农民，因此改革并不成功。在此背景下，第三次医疗卫生服务改革浪潮伴随着新一届政府对国家发展战略性

---

① 2005年国务院发展研究中心社会发展研究部副部长葛延风称："目前中国的医疗卫生体制改革基本上是不成功的。"其在2003年国务院发展研究中心和世界银行合作的"中国医疗卫生体制改革"研究报告中指出，当前的医改医疗服务的公平性下降和卫生投入的宏观效率低下。现在医疗卫生体制出现商业化、市场化的倾向是完全错误的，违背了医疗卫生事业的基本规律。此外，城镇医疗保险制度本身存在明显缺陷，发展前景不容乐观。转引自王俊秀《国务院发展研究中心称我国医改工作基本不成功》，2005年7月29日，http://www.china.com.cn/chinese/jingji/927424.htm。

调整和 2003 年 SARS 公共卫生危机严峻挑战拉开帷幕。对之前以个人投入为主的市场化卫生体系，开始进行反思和批判。医疗卫生服务，特别是基本卫生服务，被强调是一种"权利"，而非一种"商品"。强调公民享有医疗卫生服务的"权利"和政府"义务"，各项政策措施开始逐步扭转前一阶段公平的走向。社会公平价值取向下的卫生体系逐步开始取代以往追求单一市场效率导向的卫生体系，医疗卫生服务可及性公平、利用性公平和质量公平开始得到调整。

第一节　医疗卫生服务的供需状况

在"和谐社会""科学发展观""健康中国"等中央战略重大调整和 2003 年 SARS 事件对卫生体系的严峻挑战下，中共中央组织力量对医疗卫生改革进行研究，并陆续出台一系列改革措施，新一轮以强调公民健康权、社会公平和政府责任的医改拉开帷幕。2003 年以来，政府对医疗卫生改革力度不断加大，卫生投入经费不断增大，1998 年建立的城镇职工医疗保险制度的不断完善和推广，2003 年新型合作医疗的建立和推广，2007 年城镇居民医疗保险制度的建立等措施，逐步落实了新医改"人人享有基本医疗卫生服务"的总目标。2012年国务院《"十二五"期间深化医药卫生体制改革规划暨实施方案》中确定的近期阶段性目标是，到 2015 年，"基本医疗卫生服务更加公平可及，服务水平和效率明显提高；卫生总费用增长得到合理控制，政府卫生投入增长幅度高于经常性财政支出增长幅度，政府卫生投入占经常性财政支出的比重逐步提高，群众负担明显减轻，个人卫生支出占卫生总费用的比例降低到 30% 以下，看病难、看病贵问题得到有效缓解"。

中国医保体系不断健全，公众对医疗卫生服务客观需求的实现程度得到重新回升，人口健康状况得到显著改善，2014 年全国婴儿死亡率和 5 岁以下儿童死亡率下降到 8.9‰，较 2000 年降低了 70% 以上，位居发展中国家前列，提前实现了联合国千年发展目标。人口平均预期寿命在 2015 年达到了 74.5 岁，较 2001 年的 71 岁年均增长了 0.25 岁。

从城乡两周患病未就诊比例看，2003 年前处剧烈增长时期，2008 年，这一趋势得到逆转，2013 年得到显著下降。特别是 2013 年的城市两周患病未就诊比例从 2003 年的 57% 下降至 32.9%，降幅超过 24 个百分点；农村的这一比例也从 45.8% 减至 22%。这说明新的医改政策很大程度上缓解了"看病难"的问题。

从应住院而未住院比例来看，城市比例逐年下降，从 2003 年的 27.5% 降至 2013 年的 17.6%；农村应住院未住院比例与逐步下降的两周患病未就诊比例不同，其上升的趋势在 2008 年并未得到有效扭转，甚至从 34.5% 上升至 40.6%。这在很大程度上说明，虽然新型农村合作医疗制度的建立大大提高了农村居民的参保率，但五年间，改革的推进力度和政策效力使他们能够在出现小病时敢于就诊，但还不能有效保证他们看得起大病。直至 2013 年，随着新农合医改制度的深入推进，参保范围不断扩大，医保范围不断完善，才使得农村应住院未住院比例骤降至 16.7%。因此从整体上说，相比上一阶段，医疗卫生服务客观需求得到一定程度的实现。

第二节　医疗卫生服务可及性：责任明确与投入加大

一　投资水平及结构的公平性

从 2000—2009 年健康状况与政府投入情况可以看出，2000 年中国卫生支出占 GDP 比重和政府一般性卫生支出占卫生总支出比例较世界中间值水平有很大差距，前者差 1.2%，后者差 18.7%，从当年国民的健康状况看，男女出生期望寿命、婴儿死亡率、5 岁以下儿童死亡率三项指标均低于世界中间水平。到 2009 年，中国加大了对卫生投入，卫生支出占 GDP 比重到 5.1%，政府一般性卫生支出占卫生总支出比例达 52.5%，有了较大提高；政府一般性卫生支出占卫生总支出比例与世界中间水平相比差距缩小到 8.5%。男女出生期望寿命、婴儿死亡率、5 岁以下儿童死亡率和成人死亡率四项指标均优于世界中间水平。

表 4-1　　　2000—2009 年健康状况与政府投入情况

	男女出生期望寿命（岁）		婴儿死亡率（‰）		5 岁以下儿童死亡率（‰）		成人死亡率（15—60 岁）（‰）		卫生支出占 GDP（%）		政府一般性卫生支出（%）	
年份	2000	2009	2000	2009	2000	2009	2000	2009	2000	2009	2000	2009
中国	71	74	30	16	36	18	135	115	4.6	5.1	38.3	52.5
全球中间值	70	72	28	18	34	20	197	168	5.8	6.6	57.0	61.0

续表

	男女出生期望寿命（岁）		婴儿死亡率（‰）		5岁以下儿童死亡率（‰）		成人死亡率（15—60岁）（‰）		卫生支出占GDP（%）	政府一般性卫生支出（%）
全球最值	81	83	3	2	3	2	3	49	20.3 18.9	99.8 99.3

数据来源：2012年世界卫生统计（世界婴儿死亡率和5岁以下儿童死亡率的中间值和最大、最小值是2010年的数据）。

另外，从1978—2011年中国卫生支出占GDP比例的增长情况看，虽过程缓慢但终于在2009年首次超过5%。

从资金投入结构看，卫生资金和资源投入的失衡问题逐渐得到缓解。在资金流向方面，1990—1995年，20%多的城市人口拥有全国近60%的卫生资金投入，到2008年，占全国总人口45.68%的城镇人口，拥有77.4%的卫生资金投入，城乡卫生资金投入结构虽仍失衡，但较之前有缓解趋势；在医疗保险的投入方面，1993年、1998年和2003年主要用于保障占全国70%人口的农村合作医疗制度，其覆盖全国人口比例分别仅占7.7%、5.6%、8.8%；到2008年，由于2003年新型农村合作医疗制度的建立和推广，农村人口的参保率骤升至89.7%。

从卫生费用分摊结构看，如图4-1所示，政府卫生费用支出比例在2002年出现了拐点，开始止跌转升。受其直接影响的个人卫生支出比例也从2001年开始从60%回落至2010年的35.3%。

二　筹资方式的公平性

2003年起，政府卫生支出开始逐年增长。如图4-2所示，特别是2007年年增长率高达23.5%，2009年的政府卫生支出

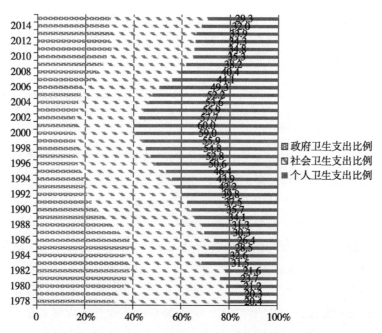

图 4-1　1978—2015 年政府、社会、个人卫生支出的比例

数据来源：2016 年《中国卫生统计年鉴》。

比例增长率为 10.1%，已非常接近 11.7% 的当年国家财政收入增长率。同时在个人层面，人均收入增长率从 2003 年开始保持年均 18% 的增长率，而个人卫生支出比例从 2003 年开始连续负增长，特别在 2007 年，负增长率达 10.7%。

另外，人均医疗保健支出占城镇居民人均消费性支出的比例从 2005 年的 7.56% 逐年降低至 2011 年的 6.39%。医疗卫生服务筹资方式向公平方向回调。

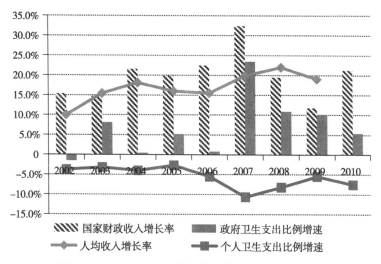

图 4-2　1978—2002 年国家财政收入增长率、政府和
个人卫生支出比例变化情况

数据来源：据《中国财政年鉴》、世界银行数据库、《中国卫生统计年鉴》
计算。

三　医保覆盖率

市场化误区中医疗卫生服务等公共服务中的公平偏颇问题受到了国家的高度重视，从发展战略上开始进行纠正。2002年中共十六大第一次把政府职能归结为经济调节、市场监管、社会管理和公共服务四项内容；提出了全面建设小康社会的奋斗目标，将社会更加和谐，人民生活更加殷实作为小康社会的重要指标。2003 年中共十六届三中全会召开，提出科学发展观，即"坚持以人为本，树立全面、协调、可持续的发展观，促进经济社会和人的全面发展"，按照五个统筹（统筹城乡发

展、统筹区域发展、统筹经济社会发展、统筹人与自然和谐发展、统筹国内发展和对外开放）推进各项事业的改革和发展。2004 年温家宝总理指出："公共服务就是提供公共产品和服务，包括加强城乡公共设施建设，发展社会就业、社会保障服务和教育、科技、文化、卫生、体育等公共事业，发布公共信息等，为社会公众生活和参与社会经济、政治、文化活动提供保障和创造条件。"① 随后，温家宝总理在十届人大二次会议的政府工作报告中强调"各级政府要全面履行职能，在继续加强经济调节和市场监管的同时，更加注重履行社会管理和公共服务职能"。2005 年十届全国人大三次会议将"努力建设服务型政府"写入政府工作报告，并经人大批准变为国家意志。在十六届六中全会上提出了建设公平正义的和谐社会的目标，2006 年，《中共中央关于构建社会主义和谐社会若干重大问题的决定》再次明确提出，"建设服务型政府，强化社会管理和公共服务职能"，并把逐步实现基本公共服务均等化作为建设社会主义和谐社会的重要目标和基本任务。2007 年，党的十七大提出"发展为了人民、发展依靠人民、发展成果由人民共享"，并把建设服务型政府和完善公共服务体系作为建设中国特色社会主义民主政治的重要组成部分；更赋予基本公共服务均等化"学有所教，劳有所得，老有所养，病有所医，住有所居"的具体内容，这条体系完整的民生发展道路实质上就是一条不断追求社会公平正义的发展路线，即要通过平等以及平等基础上的公平正义来解决中国当前所面临的诸多社会问

---

① 温家宝：《提高认识，统一思想，牢固树立和认真落实科学发展观》，载《十六大以来重要文献选编》（上），中央文献出版社 2005 年版，第 773—774 页。

题。2012 年，党的十八大明确指出"必须坚持维护社会公平正义。公平正义是中国特色社会主义的内在要求。要在全体人民共同奋斗、经济社会发展的基础上，加紧建设对保障社会公平正义具有重大作用的制度，逐步建立以权利公平、机会公平、规则公平为主要内容的社会公平保障体系，努力营造公平的社会环境，保证人民平等参与、平等发展权利"，积极培育和践行自由、平等、公正、法治等社会主义核心价值观。

"和谐社会""科学发展观""健康中国"等中央战略重大调整和 2003 年 SARS 事件对卫生体系的严峻挑战，客观上影响和推动了卫生体制的改革。前一阶段我国医保覆盖率差主要缘于占全国 70% 人口的农村没有实质的医疗保障，因此在这一阶段，农村医疗保障成为改革重点和突破口。

从 2001 年起，我国开始探索新型农村合作医疗制度，国务院办公厅转发国务院体改办等五部委联合提出的《关于农村卫生改革与发展的指导意见》，要求"地方各级人民政府要加强对合作医疗的组织领导。按照自愿量力、因地制宜、民办公助的原则，继续完善与发展合作医疗制度。合作医疗筹资以个人投入为主，集体扶持，政府适当支持，坚持财务公开和民主管理。提倡以县（市）为单位实行大病统筹，帮助农民抵御个人和家庭难以承担的大病风险"。同年，国务院召开了全国农村卫生工作会议，并下发《中共中央、国务院关于进一步加强农村卫生工作的决定》，提出"逐步建立以大病统筹为主的新型农村合作医疗制度"和"到 2010 年，新型农村合作医疗制度要基本覆盖农村居民"的目标，要求"各级政府要逐年增加卫生投入，增长幅度不低于同期财政经常性支出的增长幅度"。2002年年底，浙江、吉林、湖北、云南率先探索这一制度。2003年1月国务院办公厅转发了卫生部、农业部、财政部联合发布的《关于建立新型农村合作医疗制度的意见》，要求各省从2003年起逐步建立新型农村合作医疗制度（以下简称新农合）。新农合实施的原则是自愿参加，多方筹资。农民以家庭为单位，自愿参加新型农村合作医疗。参与人要按时足额缴纳保险费，中央和地方会给予资金支持。另外，以收定支、保障适度。既要保证这项制度的运行，又要让农民享受到基本的医疗服务。到2008年，新农合参保人数已达8.15亿，参合率达91.5%，占居民参加社会医疗保险的68.7%，成为我国医疗保险制度中比重最大的医保制度。

在城市，自从1998年年底国务院出台了《关于建立城镇职工基本医疗保险制度的决定》以来，城镇职工医疗保险制度逐步建立，并在2003年后得到有效推广。其主要内容是机关事业单位和国有及非国有企业职工的医疗保险费由用人单位和个人共同缴纳，用人单位缴纳的费率控制在职工工资的6%左右，职工缴费率为本人工资收入的2%左右；实行社会统筹与个人账户相结合的模式，个人缴费和单位缴费的30%划入个人账户，其余划入统筹账户。个人账户用于支付门（急）诊和到定点药房买药的支出，统筹账户用于支付住院费和部分特殊疾病的门诊费。城镇职工医疗保险制度的参保人数从2004年的1.2亿人，到2008年的2亿人，几乎翻了一番，在居民参加社会医疗保险中的构成比例从2003年的8.9%增至2011年的14.8%。

2007年，针对非从业人员，特别是学生、婴幼儿、城镇中其他未参加职工医疗保险的残疾人、老年人等人群，国务院颁布了《关于开展城镇居民医疗保险试点的指导意见》，开始逐步建立城镇居民医疗保险制度。城镇居民医疗保险制度的建立，促进了城市弱势群体医疗卫生服务的可及性公平。其参保人数由2007年的4291万人增加至次年的1.2亿人，仅一年时间就翻了两番。城镇居民医保也在医保体系中发挥越来越大的作用，其比重从2008年的3.8%上升至2011年的9.5%，仅次于新农合与城镇职工医保（如表4-2所示）。

表4-2　1993—2011年居民参加社会医疗保险的构成情况　（%）

医保类型	城乡合计					城市合计				农村合计			
	2011年	2008年	2003年	1998年	1993年	2008年	2003年	1998年	1993年	2008年	2003年	1998年	1993年
城镇职工医保	14.8	12.7	8.9	—	—	44.2	30.4	—	—	1.5	1.5	—	—
公费医疗	0.7	1	1.2	4.9	5.8	3	4	16	18.2	0.3	0.2	1.2	1.6
城镇居民医保	9.5	3.8	—	—	—	12.5	—	—	—	0.7	—	—	—
劳保医疗	—	—	1.3	6.2	9.7	—	4.6	22.9	35.3	—	0.1	0.5	1.1
新型农村合作医疗	69.5	68.7	—	—	—	9.5	—	—	—	89.7	—	—	—
合作医疗	—	—	8.8	5.6	7.7	—	6.6	2.7	1.6	—	9.5	6.6	9.8
纯商业保险	—	—	7.6	1.9	0.3	—	5.6	3.3	0.3	—	8.3	1.4	0.3
其他社会医保	0.3	1	2	5	6.6	2.8	4	10.9	17.4	0.4	1.3	3	3.1
无医保	5.2	12.9	77.9	76.4	69.9	28.1	50.4	44.1	27.3	7.5	87.3	87.3	84.1

数据来源：2003年、2008年国家卫生服务调查；2011年医改阶段性评估调查。

如图4-4所示，在医疗服务投入力度加大和医疗保障体系逐步健全的基础上，城乡无医保比例 2011 年与 2003 年相比骤降了 93%；农村无医保的比例从 2003 年的 87.3%降至 2011 年的 3.1%。

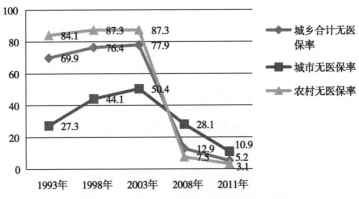

图 4-3　1993—2011 年无医保比例变化情况

数据来源：2003 年、2008 年国家卫生服务调查；2011 年医改阶段性评估调查。

四　就诊距离

从 1993—2003 年，就诊距离不足 1 公里所占的比例来看，城市地区地理可及性有所改善，不足 1 公里的比例从 1998 年的 77.51%提高至 2008 年的 83.5%；5 公里及以上的比例从 0.78%降至 0.5%。但农村地区的地理可及性情况则更加严峻了，不足 1 公里的比例从 1993 年的 67.84%降低至 2008 年的 58%，5 公里及以上的比例则从 3.82%增加到 6.3%（如表 4-3 所示）。

表 4-3 1993—2008 年家庭住户到最近医疗点不足 1 公里

和 5 公里及以上距离的构成 (%)

		全国总计	城市合计	农村合计	大城市	中城市	小城市	一类农村	二类农村	三类农村	四类农村
不足1公里	1993 年	72.16	82.52	67.84	93.52	74.69	79.35	68.75	73.25	67.11	53.85
	1998 年	70.74	77.51	67.91	80.21	74.38	76.99	72.59	79.45	62.93	43.21
	2003 年	67.20	81.80	61.10	86.20	84.80	73.70	67.60	69.00	57.80	37.90
	2008 年	65.60	83.50	58.00	87.50	87.20	75.30	58.80	64.90	58.80	37.40
5公里及以上	1993 年	2.92	0.72	3.82	0.42	0.97	0.79	3.47	2.22	3.16	10.61
	1998 年	3.19	0.78	4.20	1.06	0.87	0.35	0.75	1.35	5.22	15.23
	2003 年	3.50	0.50	4.80	0.60	0.40	0.30	1.70	3.00	4.00	18.00
	2008 年	4.50	0.50	6.30	0.30	0.30	0.80	2.30	3.20	5.90	22.90

数据来源: 1993 年、1998 年、2003 年、2008 年国家卫生服务调查。

第三节 医疗卫生服务利用性: 改革力度尚待加强

一 医疗卫生服务需求

根据 2003 年、2008 年和 2013 年的国家卫生服务调查分析,居民的两周患病率、慢病率均增长显著,体现了这一时期居民对医疗卫生服务需求的不断上涨。

(一) 两周患病率

居民两周患病率从 2003 年的 14.3%(城市 15.3%、农村 14.0%),2008 年的 18.9%(城市 22.2%、农村 17.7%),上升到 2013 年的 24.1%(城市 28.2%、农村 20.2%)。

从居民的患病严重程度上看,2008 年平均两周每千人患病天数为 1537 天（城市 1842 天、农村 1429 天），平均两周患病卧床率为 3.5%（城市 2.9%、农村 3.7%），平均休工率为 1.7%（城市 1.0%、农村 1.8%）。与 2003 年比较，患病天数、卧床天数有增加，总体上本次调查的疾病严重程度要高于 2003 年；但劳动力人口的休工率、休工天数，学生的休学率、休学天数减少，65 岁及以上老年人口的患病天数远高于 65 岁以下各年龄组，也远高于 2003 年，因此，疾病严重程度增加主要由于老年人口患病严重程度增加所致。到 2013 年，两周患病严重程度更趋严重，每千人两周患病天数为 2237 天，比五年前增加了 45.5%。

（二）慢性病患病率

从两周患病情况看，2013 年有 77.2% 的患者为慢性病，慢性病产生的医疗卫生服务需求占到了绝大部分。与 2003 年 15.1%（城市 24.0%、农村 12.1%）的慢性病患病率相比，2008 年慢性病患病率增长到 20.0%（城市 28.3%、农村 17.1%），2013 年增至 33.1%（城市 36.7%、农村 29.5%），十年间慢病率增长了近 10%。由高血压、糖尿病、椎间盘疾病、脑血管病、胃肠炎等慢性病引发的卫生医疗需求越来越高。

（三）居民自我健康评价

通过欧洲五维健康量表①（EQ-5D）的测量，在自我健康

---

① 欧洲五维健康量表是国际上广泛应用的、标准化的测量健康相关生命质量的量表，适用于大规模人群调查。测量健康的五个维度：行动、自我照顾、日常活动、疼痛/不适、焦虑/抑郁。每个维度分为三个层次，即没有问题、中度问题、重度问题；应用直观式测量表（VAS）评价健康总体状况，0 代表最差，100 代表最好的健康状况。

评价方面，总体上这一时期居民 VAS 评分在 80 分左右，相对良好平稳。城乡居民 EQ-5D 各维度有问题的比例不高，总体上以疼痛不适为主（2008 年 9.3%，2013 年 12.6%），其次是行动有问题。但在分地区比较后，2013 年东部、中部、西部城乡居民在 EQ-5D 不同维度存在问题的比例差别较大。各维度有问题的比例东部最低，西部最高。VAS 评分东部 82.1 分最高，西部评分最低，只有 79.9 分。

二 利用性：两周患病未就诊与应住院未住院情况

表 4-4 和图 4-4 是国家卫生服务调查 1993 年、1998 年、2003 年、2008 年和 2013 年城乡两周患病未就诊比例及应住院而未住院比例的情况。可见，2008 年，城乡两周患病未就诊比例和城市应住院未住院比例的增长态势发生了扭转；与2003 年相比，2008 年城乡两周患病未就诊、城市两周患病未就诊、农村两周患病未就诊的比例分别下降了 11.3、19.7 和8 个百分点。然而农村应住院而未住院比例的上升态势未发生改变，农村居民的大病负担仍未得到有效缓解，农村长期医疗卫生服务利用公平并未得到改善；城市的这一比例也只减少了1.3%。这说明这一阶段医疗卫生服务改革对改善短期或偶然性的小病医疗卫生服务利用性公平初见成效，然而对长期性大病的或慢性病的医疗卫生服务利用性公平改善不明显。直至2013 年，随着城乡各项医改措施的深入推进和不断完善，两项指标降幅显著，与最高峰相比，城市两周患病未就诊比例和应住院未住院比例分别下降 24.1 和 10.2 个百分点；农村均下降了约 24 个百分点。

表 4-4   1993—2008 年城乡两周患病未就诊比例
及应住院而未住院比例 （%）

	城乡两周患病未就诊比例	城市两周患病未就诊比例	农村两周患病未就诊比例	城乡应住院而未住院比例	城市应住院而未住院比例	农村应住院而未住院比例
1993 年	36.4	42.4	33.7	25.1	26	24.7
1998 年	38.5	49.9	33.2	29.6	27.8	30.3
2003 年	48.9	57	45.8	32.3	27.5	34.5
2008 年	37.6	37.3	37.8	35.9	26.2	40.6
2013 年	27.3	32.9	22	17.1	17.6	16.7

数据来源：2008 年、2013 年国家卫生调查报告。

从应住院而未住院比例原因的调查情况来看，经济原因仍是历次调查中的首要原因。2003 年城市因经济原因应住院而未住院的占 56.1%，农村占 75.4%；而 2008 年这一情况未见好转，城市这一比例上涨至 67.5%，农村变化不大，为 71.4%。2013 年，虽经济困难仍然是应住院未住院的首要原因，但所占比例已明显降低至 7.4%，这说明大病资金统筹方面的问题仍影响着医疗卫生服务利用性公平，这方面改革力度还需进一步加大。

此外调查显示，2013 年低收入人群的因病住院率由 2003 年的 2.9%提高到 5.9%，虽然低收入人口的医疗服务利用水平与全国平均水平接近，但因其健康问题及卫生服务需要水平均高于平均水平，因此低收入人口需求未满足程度相对较高。低收入人口应住院未住院比例达到 35.5%，比平均水平高 10 个百分点，两周患病未治疗的比例也高于平均水平。卫生服务可及性差是制约低收入人口卫生服务利用的主要原因，城市地区 40% 的低收入人口没有社会医疗保障，城乡低收入人群家庭灾难性卫生支出的发生率分别达到 5.9% 和 10.2%，高于全人群的 4.7% 和 6.0%。

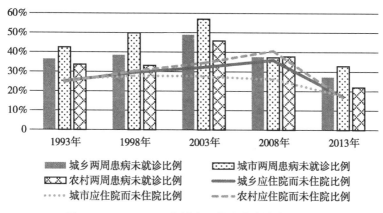

图 4-4　1993—2013 年城乡两周患病未就诊比例及
应住院而未住院比例变化情况

数据来源：2008 年、2013 年国家卫生调查报告。

第四节　医疗卫生服务质量：医疗费用公平问题初步缓解

一　改革背景

前一阶段激进的市场化改革很大程度上改变了医院的"公益性质"，医院在人民群众心中的公信力逐步下降，医患矛盾增加，人民群众对高昂的就医成本和服务不满意度不断增强。2003 年患者对住院服务质量的"不满意"的评价高达55.7%，对门诊服务质量不满意的比例为 42.9%。而造成不满意的因素中，住院患者对医疗费用最不满意，达到 33.18%；而对门诊服务"无不满意"的比例占 57%，最不满意的因素仍是医疗费用。

在这一阶段，一方面医疗保障体制不断健全，国家和社会的卫生投入力度不断加大，个人卫生费用支出占卫生总支出的比例逐年下降；另一方面，国家对医院管理和医药生产流通环节的管理力度增强，极力扭转公立医院"公共利益"淡化现象。特别是 2005 年被确定为医院管理年，此活动对于促进医院端正办院方向，牢记服务宗旨，树立"以病人为中心"的理念，规范医疗行为，改善服务态度，提高医疗质量，降低医疗费用，发挥了重要作用。11 月卫生部又发布了《医院管理评价指南》，细化了医院的评价指标。2006 年，卫生部和国家中医药管理局决定要在全国继续深入开展"以病人为中心，以提高医疗服务质量为主题"的医院管理年活动。① 这些措施对改善医疗卫生服务质量的公平性产生了积极作用。

二 满意度评价

2008 年，患者对住院服务的不满意比例比 2003 年降低了 11.5%，为 44.2%；对门诊服务质量不满意的比例稍有降低，为 41.2%。而造成不满意因素的结构比例发生了变化，对住院服务不满意的因素中医疗费用虽仍排在第一位，但其比例已由 2003 年的 33.18%下降至 27.00%；对门诊服务不满意的首要因素在城乡有所差别。城市患者仍然对医疗费用最不满意，但

---

① 新华网：《中国医疗卫生体制改革 30 年进程——分析存在的问题》，2008 年 10 月 8 日，http://news.xinhuanet.com/politics/2008-10/08/content_ 10163502.htm。

比例从2003年的60.2%降低到20.3%；而农村最不满意的从医疗费用转变为设备环境，占到18.9%，而这一因素在城市只占7.5%。

（一）2003年满意度分析

2003年第三次国家卫生服务调查对14015位门诊病人和6006位住院病人对医院的服务质量满意度进行了评价。

就诊者对门诊的满意度评价结果显示（如表4-5所示）：57.12%的门诊就诊病人对就诊机构没有不满意的地方（城市48.41%、农村59.75%），城市地区以中等城市无不满意比例为最低（大城市50.70%、中城市36.03%、小城市54.72%），农村地区以三类农村为最低（一类66.68%、二类67.56%、三类49.41%、四类61.78%）。

表4-5　　　　　　　　2003年调查地区就诊者对
就诊医院最不满意方面的评价　　　　　　　　（%）

最不满意方面	城乡合计	城市合计	农村合计	大城市	中城市	小城市	一类农村	二类农村	三类农村	四类农村
无不满意	57.12	48.41	59.75	50.70	36.03	54.72	66.68	67.56	49.41	61.78
医疗费用	20.90	31.92	17.58	27.79	45.66	26.69	18.13	16.47	20.74	10.40
设备环境	7.44	3.58	8.60	3.26	3.05	4.32	4.15	4.87	13.21	10.19
技术水平低	3.74	3.08	3.94	2.64	3.66	3.17	2.64	2.16	5.52	5.23
态度差	1.23	2.00	0.99	1.71	2.81	1.76	0.83	0.91	1.03	1.31
手续烦琐	1.71	2.56	1.46	4.19	1.83	1.23	1.37	0.75	1.84	2.07
到医院不方便	1.46	0.80	1.66	0.47	0.85	1.15	1.61	0.69	1.84	3.37

数据来源：2003年第三次国家卫生服务调查。

医疗费用、医院的设备环境、医院的技术水平是2003年调查中就诊患者对所住医院最为不满意的前三项。其中，20.90%就诊患者对医疗费用最不满意（城市31.92%、农村17.58%），是所有最不满意选项中所占比例最高的，尤以中等城市为高（大城市27.79%、中城市45.66%、小城市26.69%）。7.44%就诊患者对医院的设备环境最不满意。3.74%就诊患者对医院技术水平低最不满意。

患者对住院的满意度评价显示（如表4-6所示）：44.32%的出院病人对所住医院"没有不满意的地方"，大城市地区明显高于其他两类城市地区（大城市43.86%、中城市37.43%、小城市37.78%），农村地区以三类农村为最低（一类49.81%、二类46.69%、三类39.18%、四类56.51%）。33.18%出院病人对医疗费用最不满意，是所有最不满意选项中所占比例最高的。

表4-6　　　　　2003年调查地区住院者对
所住医院最不满意方面的评价　　　　　（%）

最不满意方面	城乡合计	城市合计	农村合计	大城市	中城市	小城市	一类农村	二类农村	三类农村	四类农村
无不满意	44.32	39.81	46.25	43.86	37.43	37.78	49.81	46.69	39.18	56.51
医疗费用	33.18	38.18	31.05	29.03	41.89	44.22	33.43	33.16	32.59	20.00
设备环境	6.48	4.85	7.17	5.58	6.06	2.97	4.29	4.51	9.91	10.00
态度差	3.18	3.79	2.92	5.26	3.39	2.64	3.07	3.27	3.12	1.59
技术水平低	2.45	2.73	2.33	2.07	3.57	2.64	2.04	2.65	2.58	1.59
手续烦琐	1.48	1.11	1.64	1.44	0.89	0.99	2.15	1.41	1.70	1.11
到医院不方便	1.53	0.72	1.88	0.80	0.53	0.83	0.61	1.06	2.65	3.49

数据来源：2003年第三次国家卫生服务调查。

（二）2008 年满意度分析

2008 年第三次国家卫生服务调查对卫生系统的反应性以及居民满意度进行了评价。41.2%（城市 43.5%、农村 40.5%）的门诊患者表达了不满，城市地区最不满意的前 5 个方面分别为：医疗费用高（20.3%）、等候时间长（9.1%）、设备环境差（7.5%）、手续烦琐（5.2%）、药品种类少（5.0%）；农村地区最不满意的前 5 个方面分别为：设备环境差（18.9%）、医疗费用高（13.3%）、药品种类少（8.6%）、技术水平低（5.7%）、手续烦琐（3.7%）。

表 4-7　　　　2008 年调查地区就诊者对就诊医院

最不满意方面的评价　　　　　　　（%）

最不满意方面	城乡合计	城市合计	农村合计	大城市	中城市	小城市	一类农村	二类农村	三类农村	四类农村
设备环境差	16.2	7.5	18.9	5.4	9.4	9.3	11.8	17.0	20.9	29.4
医疗费用	14.9	20.3	13.3	17.9	25.3	20.8	13.9	12.8	14.9	8.4
药品种类少	7.8	5.0	8.6	4.8	6.1	4.4	7.6	8.0	8.2	13.7
技术水平低	5.4	4.1	5.7	4.4	4.9	3.1	3.7	4.4	6.6	9.8
手续烦琐	4.1	5.2	3.7	6.5	6.7	2.3	4.2	3.6	4.0	2.5
等候时间长	3.8	9.1	2.2	11.9	10.0	4.1	2.8	2.5	1.7	1.9
态度差	2.4	3.4	2.0	3.1	4.1	3.6	1.9	1.5	2.3	2.8
不必要服务	1.4	3.0	0.9	3.1	4.6	2.0	0.4	1.5	0.5	1.5
其他	3.3	3.6	3.2	3.8	4.7	2.6	2.7	4.8	2.4	2.5

数据来源：2008 年第四次国家卫生服务调查。

住院患者对医疗机构的满意度是 44.2%（城市 48.6%、农村 42.6%），在所有最不满意选项中患者对医疗费用最不满意，27.0%的住院患者认为医疗费用高或不合理（城市33.0%、农村24.8%）。城市地区最不满意的5个方面依次是：医疗费用高、手续烦琐、不必要服务、等候时间长、设备环境差；农村地区最不满意的前5个方面依次是：医疗费用高、设备环境差、手续烦琐、态度差、技术水平低。

表4-8　　　　　2008年调查地区住院者对所住医院
最不满意方面的评价　　　　　　　　　（%）

最不满意方面	城乡合计	城市合计	农村合计	大城市	中城市	小城市	一类农村	二类农村	三类农村	四类农村
医疗费用	27.0	33.0	24.8	27.8	37.2	35.9	25.9	30.8	22.5	15.6
设备环境差	10.3	5.0	12.2	5.6	4.3	4.9	7.3	11.4	13.9	17.1
手续烦琐	7.5	6.8	7.8	7.3	9.3	3.5	8.1	8.5	8.2	5.1
态度差	4.4	4.9	4.2	4.8	5.9	4.2	2.5	4.4	4.7	5.0
技术水平低	3.9	3.6	4.0	4.4	2.7	3.3	2.1	3.4	4.8	5.9
不必要服务	3.5	6.7	2.3	6.3	8.5	5.4	2.0	3.9	1.2	1.8
等候时间长	3.5	5.4	2.9	7.0	6.5	2.1	3.5	3.2	2.5	2.3
药品种类少	3.0	1.5	3.5	2.2	1.2	0.8	1.7	3.5	4.1	5.1
其他	4.0	4.4	3.9	5.5	4.3	3.2	3.9	4.2	3.4	4.5

数据来源：2008年第四次国家卫生服务调查。

（三）2013年的满意度分析

（1）对门诊服务的满意度。2013年门诊患者对就诊总体情况满意的比例为76.5%（其中城市73.3%、农村79.7%），不满意仅为1.9%（城市2.3%、农村1.5%），相较于2008年42.1%的不满意比例产生了质的飞跃。农村的满意度仍然略高于城市。就不同地区来看，城市地区表示满意的比例按东部、中部、西部依次减少（76.2%、73.2%、70.2%）；但农村地区与之相反，按东部、中部、西部依次增多（77.7%、80.5%、81.3%）；东部、中部、西部城市与农村认为不满意的比例差别不大。门诊患者不满意的主要原因城乡差异不大，其中，中部、西部城因医疗费用高而不满意的比例（44.8%、44.6%）明显高于东部（29.8%），而东部城市服务态度差的比例（20.2%）明显高于中部、西部（13.4%、10.7%）；对中部、西部而言，比起服务态度因技术水平低而不满的比例更大。与2008年相比，随着投入的加大和综合硬件的改进，设备环境条件差和药品种类少等基础硬件已不再是主要问题。

表4-9　2013年调查就诊者对就诊总体情况不满意的原因构成　（%）

最不满意方面	合计	城市				农村			
		小计	东部	中部	西部	小计	东部	中部	西部
医疗费用高	40.0	39.6	29.8	44.8	44.6	40.7	44.6	28.8	48.1
技术水平低	16.1	16.5	16.0	17.9	16.1	15.4	16.1	19.2	11.1
服务态度差	13.8	14.7	20.2	13.4	10.7	12.3	14.3	15.4	17.4
收费不合理	7.1	5.9	8.5	3.0	5.4	9.3	7.1	7.7	13.0
等候时间过长	5.7	7.3	9.6	3.0	8.0	3.1	1.8	3.8	3.7
看病手续烦琐	3.9	4.8	1.1	4.5	8.0	2.5	3.6	3.8	0.0
药品种类少	3.4	1.8	3.2	1.5	0.9	6.2	3.6	3.8	11.1
提供不必要服务	2.3	2.9	3.2	4.4	1.8	1.2	0.0	1.9	1.9
设备条件差	1.4	0.7	1.1	0.0	0.9	2.5	1.8	5.8	0.0
环境条件差	1.4	1.1	1.1	3.0	0.0	1.9	3.6	1.9	0.0
其他	4.9	4.7	6.4	4.5	3.6	4.9	3.6	7.7	3.7

数据来源：2013年第五次国家卫生服务调查分析报告。

（2）对住院服务的满意度。住院患者对住院服务总体满意的比例为 67.2%，不满意的为 4.4%。农村的满意度略高于城市（分别为 71.9%、62.3%）。满意的比例城市地区中部（58.6%）低于东部、西部（64.3%、63.6%），农村地区西部（76.1%）高于东部、中部（69.8%、69.2%）；城市不满意的比例较农村稍高，分别为 5.6%、3.3%。不满意度的原因中，与门诊患者类似，排在前三位的仍然是"医疗费用"（40.2%）、"技术水平低"（16.1%）、"服务态度差"（14.8%）。对住院服务不满意的因素中，城乡前三位因素排序相同，但相较于城市，农村的环境条件、设备条件也构成了农村住院患者不满意的重要因素。

（四）2003 年以来的满意度比较

经过十多年改革，特别是 2008 年后新医改在医疗卫生质量公平方面取得了显著进步。如图 4-5 所示，总体而言，门诊服务和住院服务满意度在 2008 年有所改善但不明显，2013 年有大幅度提升。与 2003 年比较，2008 年的城市地区门诊服务居民满意度有所改善，但仍有较高比例的不满意。农村地区总体上变化不大，但是分地区分析发现，除了三类地区，其他地区的病人满意度均有下降。到 2013 年对门诊服务"无不满意"的比例从 2008 年的 59.8% 跃升到 2013 年的 98.1%。特别是患者对医院环境评价、对治疗方案清晰度等方面的满意度提高了近 20 个百分点。

相较门诊服务而言，2008 年住院服务改善更加明显，44.2% 的住院病人对住院机构表示"不满意"（城市 48.6%、农村 42.6%），比 2003 年减少了近 12 个百分点；与门诊满意

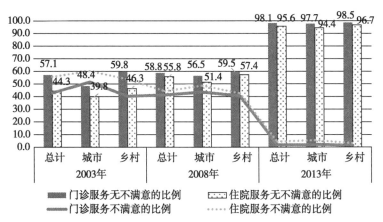

图 4-5　2003—2013 年门诊服务与住院服务患者满意度变化情况

数据来源：2003 年、2008 年、2013 年国家卫生调查报告。

度测量结果相同，中等城市对服务不满意的患者比例高于大城市和小城市，农村二类地区不满意患者比例最高，一类地区相对较低。2013 年，住院病人的满意度也与门诊服务的满意度相似，有极大改善，不满意的比例下降到 4.4%。

可见，随着医疗卫生服务改革大力度推进，国家的资金和医保制度投入力度和结构的调整，对解决由"看病贵"引起的医疗卫生服务质量问题发挥了积极作用，至 2013 年医疗卫生服务质量公平性有了质的进步，患者对住院服务、门诊服务、设施环境、医护人员等医疗卫生服务质量的满意度有了进一步的提升。与此同时，随着新型农村合作医疗制度、城镇居民医疗保障制度、医疗救助制度的不断建立和完善，城乡居民特别是低收入人群医疗卫生服务的需求与利用得到了改善。城乡之间患者对医疗卫生服务质量满意度差距大幅缩小。农村地区改善明显，对住院服务表示满意的占71.9%，比城市地区高出近10个百分点；门诊满意度方面农村地区的患者满意度也高于城市地区约6个百分点，达79.7%。住院与门诊服务患者不满意的原因排前三位的均分别是医疗费用高、技术水平低、服务态度差，合计占不满意患者的七成，城市与农村不满意原因的顺位及比例基本相同。

随着社会经济水平和人们生活水平的不断提高，以及医疗卫生保障体系的逐步完善，卫生改革中公平的可及性、利用性和质量不断提升，健康结果的公平状况相应得到改善。如图4-6所示，中国平均预期寿命在整个80年代和90年代增长缓慢，20年间年均增长了0.18岁，80年代只有平均1.2%的增长速度；进入21世纪，头十年增长速度达到4.8%，2000—2017年的17年间，年平均预期寿命增长了0.3岁。

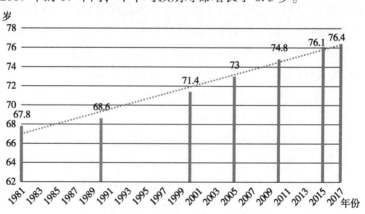

图4-6　1981—2017年我国平均预期寿命变化

数据来源：第六次全国人口普查公报、2017年世界卫生组织报告。

综上所述，中国医疗卫生服务改革过程中公平的价值基点和公平状况在先后经历了基于政治运动的"简单平等主义"和基于市场运动的"功利主义"的两次"钟摆式"摆动后，开始向健康基本权利这一平衡基点的"校零"回调。在这一阶段，医疗卫生服务，特别是基本医疗卫生服务的可及性、利用性和质量得到明显改善。但是，其他层次医疗卫生服务的可及性、利用性和质量的相应实现渠道还待进一步解决。

第五章

英国医疗卫生改革中的
公平及其影响因素

第一节　第二次世界大战后英国医疗卫生体系的改革轨迹

1948 年 7 月 5 日建立的英国全民健康服务体系标志着英国成为西方社会第一个建立对全国人口提供免费医疗卫生体系的国家；更重要的是，标志着英国建立了第一个不以保险为原则、不以贡献为资格的面向所有国民提供医疗服务的综合卫生体系。这一创举是市场社会中提供集体主义卫生服务的独特样例。① 这一剧烈改革的背后，以及近 70 年来的改革发展的演变轨迹，及其过程中各类因素对卫生公平的影响、博弈值得深入研究和探讨。

一　国民健康服务体系（NHS）的建立

（一）第二次世界大战前英国卫生体制改革的历史背景

18 世纪晚期，随着第一次工业革命的蓬勃发展，英国社

---

① Klein R. , *The New Politics of the NHS*: *from Creation to Reinvention* （6th ed. ）, Oxford: Radcliffe Publishing, 2010, p. 1.

会结构、人口规模与结构、生态环境发生了剧烈变化，各类错综复杂的社会问题凸显。肮脏的工作环境、失业贫困、霍乱等传染病流行、高死亡率、社会骚乱等问题，使得医疗卫生问题演变为政治问题。在此背景下，1796 年曼彻斯特的珀西瓦尔医生提出一份著名的调查报告，首次使工厂环境卫生、学徒工身心健康状况演变为公共议题，并在 1802 年获得乔治三世国王批准，通过《保护各类棉纺厂及其他工厂的徒工和其他工人的健康及道德风尚法》，拉开了近代卫生立法序幕，国家干预卫生事业首次挑战了当时盛行的自由主义放任思想，并奠定了近代工业卫生和职业病防治的法律框架。

到了 19 世纪，随着工业化和城市化的发展，人口流动与迁徙速度加快，城市人口急剧增多，严重的空气、水污染、拥挤的住房和肮脏的下水道使得城市生活环境恶劣，瘟疫和流行病肆虐，全国性、大规模的卫生改革应运而生。这一时期英国的卫生改革主要内容是：1835 年的自治市条例首次明确规定地方政府的卫生责任，特别是在铺路照明、警务、沟渠和下水道、街道清洁、粪便垃圾处理等市政服务和环境卫生方面的责任；开展妇女与童工健康状况等专题研究，明确济贫法与医疗救济、教育补助的关系，形成卫生改革的系统环境。这一阶段最大改革成果是 1848 年公共卫生条例颁布，市政服务体系建立和环境卫生状况显著改善，确立了公民身心健康是政府基本责任，环境卫生与健康状况密切相关的观念。[①] 地方政府设立了隔离传染病医院、治疗肺结核的专科医院、妇产科医院、精

---

① 刘继同：《英国医疗卫生改革运动的历史经验与核心争论》，《人文杂志》2005 年第 2 期。

神病医院等多种类型的公立医院，但很少有政府愿意办综合性医院。公民以往就医主要由私人提供医疗服务，由私人收费的全科医生（General Practitioner，GP）负责，到维多利亚时代，由于担心无法支付医务费用，产生了俱乐部行医（Club Practice，CP）的模式。富裕地区工人阶级加入这些俱乐部社团，俱乐部就替他们雇佣 GP 服务，19 世纪末俱乐部行医模式覆盖了 1/3 的工人阶级。但这一体制无法覆盖那些无业者、失业者、已婚妇女、儿童和老人。与此同时，医生们担心俱乐部对行医的干预和在俱乐部的酬劳微薄。另外，一些在中世纪或18 世纪、19 世纪创立的民营医院（Voluntary Hospital）在这一阶段以慈善为目的免费医治部分病患，医生通过给富人看病的资金给特殊群体进行免费诊治，但这些民营医院对免费就医的特殊群体具有较强选择性，那些特别贫困和患传染病的人常常被拒之门外。

直到第二次世界大战前，英国卫生健康体系仍是一个组织无序、私营与公共服务部门并存的复杂混合体。私营部门主要由民营医院、私人全科医生（Private General Practitioners）和其他志愿组织和商业机构组成；而公共部门主要包括了市立医院和地方政运营的社区健康服务，除此之外，地方政府负有环境卫生服务、住房等健康相关服务。[1]随着两次工业革命的完成，经济社会的进步，英国卫生制度逐渐成熟，到 20 世纪中期，英国卫生改革范围更加广泛，涉及全国层面的社会福利制度统筹安排和卫生制度框架性设计。通

---

[1]　Baggott R. , *Health and Health Care in Britain* （3rd ed. ）, New York：Palgrave Macmillan, 2004, p. 79.

过改革济贫制度、改善居住条件和环境卫生、卫生防疫、改进
市政服务体系、整合医疗救助形式、加强妇幼保健和公共卫生
立法，建立了国民健康保险制度和公共卫生政策框架。1911
年自由党政府颁布《国民保险法》，为工人阶级提供病人福
利、免费 GP 服务和免费药品，形成雇主、工人和政府三方的
义务体系。这一体系由地方保险委员会执行，委员会包括了批
准社团组织的代表（友好社团、行业保险办公室和贸易联合
会等）、地方权力部门和 GPs。尽管这一法令激怒了英国医疗
协会（British Medical Association，BMA），认为委员会的构成
对医生不利，会导致全科医生的低薪酬，与以往的俱乐部模式
一样干涉医生治疗方案，但经多次交涉妥协，政府做出让步，
去除了委员会对医生薪酬的权力，建立了病人可自由选择医生
的原则，最终形成国家医疗服务雇佣付薪 GPs 的模式。《国民
保险法》颁布后到 1938 年，民营医院发展迅速，超过 1/3 的
民营医院都在这一时期建立。然而随着筹资愈来愈困难，1939
年以往慈善性质的民营医院发生了巨大转变，医院仅 1/3 的收
入来自慈善捐助，使得医院对病人收取的费用不断上涨，病人
通过购买健康保险计划来分摊医疗费。尽管如此，私立医院对
当时的卫生健康体系做出了重要贡献，1938 年全国有 1/3 的病
人接受私立医院的医疗服务；而另外 2/3 在当地医院就医，在
医院体系中，公立医院在第二次世界大战前夕已占据最大比
重。直至第二次世界大战爆发前，英国 43% 的人口被国民健
康保险（National Health Insurance，NHI）体系所覆盖；90% 的
GPs 加入了这一体系。尽管这在当时具有里程碑意义，但这一
体系只包括了全科医生服务，而不包括专科医院服务，也不能

涵盖失业者和妇女儿童。[1]

(二) 第二次世界大战后建立 NHS 的基本情况

1. NHS 建立的基础

1948 年建立的全民健康服务体系并非一蹴而就,而是在社会客观需求、理论共识、时代形势环境、历史基础等多因素的共同作用下形成。

首先在社会客观需求方面,英国国内关于医疗卫生体系的批评早在第一次世界大战以来就不断累积。人们对缺乏国家统筹规划的医疗资源诟病不断。NHS 以前,私立医院、社区卫生机构和公共卫生服务资源呈碎片化发展,缺乏协调,难以满足老人、儿童等脆弱群体的多样复杂的医疗需求。另外,优质医疗资源的分布也与地区患病情况的客观需求不相匹配,甚至毫不相关;更重要的是 NHI 体系下的医疗卫生服务演变为付费能力决定公民健康水平,引起社会不满,人们对国家统筹规划和顶层设计的重要性达成共识。

围绕有关医疗卫生体系的批评,第二次世界大战前出现过多个重要的理论主张达成了理论共识。1920 年著名的道森报告 (Dawson Report) 提出将预防和治疗医疗服务整合在单一的卫生权力机构以协调地方医院和健康中心,并首次提出最好的医疗资源应该面向所有人提供的理念;1929 年 BMA 的报告也提出 NHI 应扩大保险的覆盖范围。虽然这些报告未能在筹资方面给出可行方案,但建立全面医疗卫生服务体系的理念获得了社会广泛共识。1941 年部长公告具有里程碑意义,宣布

---

[1] Baggott R., *Health and Health Care in Britain* (3rd ed.), New York: Palgrave Macmillan, 2004, p. 80.

政府战后要创建全面综合的医院服务体系。1942 年，贝弗里奇报告（Beveridge Report）为战后福利国家的建设搭建了框架，这一报告支持建立面向所有人的全面卫生体系，并在终版报告中提供了以往理论中一直未能解决的筹资和组织体系的细节问题，使得理念具备了可行性。

由于第二次世界大战期间畸高的失业率（仅 1932 年就有 20 万人失业），使得 NHI 体系依赖生存的基础瞬间崩塌，给予政府干预卫生服务、创建 NHS 体系提供了契机。政府创立了紧急医院服务（Emergency Hospital Service，EHS）来整合协调破碎不堪的公立医院和私立医院网络。EHS 的出现也使人们相信政府有协调整合卫生体系的能力。第二次世界大战后，时任首相、工党领袖克莱门特·艾德礼（Clement Attlee），加快进行国家基础设施建设，建立全国卫生系统。1948 年，终于诞生了对英国乃至世界影响深远的全民健康服务（National Health Service，NHS）体系。

2. NHS 建立初期的基本内容（1948—1979 年）

1946 年确立 NHS 的法案中提到卫生部职责是"促进英格兰和威尔士地区建立全面卫生服务体系，以保障英格兰和威尔士人民改善身体和精神健康，以及疾病的预防、诊断、治疗，以此为目的提供或保障服务供给的有效性"。法案后文进一步明确"这些服务应该是免费的"。时任工党政府卫生部长安奈林·贝文（Aneurin Bevan）成为 NHS 框架的总设计师。贝文并非是教条的社会主义者，而是一位务实派改革家，他没有受到意识形态的影响选择党内提出的建立基于地方控制的全面卫生服务体系，而是采取国有化所有医院、建立卫生提供三分制系统的方案。这一方案将 NHS 框架搭建为卫生部领导下的地方政府、执行委员会、医院三大部分（如图 5-1所示）。

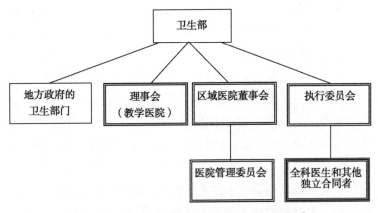

图 5-1　1948 年英格兰和威尔士的 NHS 架构①

地方政府的卫生部门负责提供社区卫生服务，例如，社区护理、产科服务、公共卫生等职责；执行委员会管理家庭医生服务，这些服务由全科医生、牙医、药剂师和眼科医生提供；医院部分则除教学医院外，分两级组织结构，第一层级是区域医院董事会（Regional Hospital Boards，RHBs），负责大区域内医院的总体规划、协调和监督，由卫生部长与地方政府和医疗专家协商后任命；第二层级是医院管理委员会（Hospital Management Committees，HMCs），由 RHBs 与地方政府、医疗专家和志愿团体协商后任命。而极富声望的教学医院则每一家都由一位卫生部任命的理事会成员负责管理，并对卫生部负责。这

----

① Baggott R., *Health and Health Care in Britain* (3rd ed.), New York：Palgrave Macmillan, 2004, p. 87.

些受业界敬仰的精英医院在贝文的计划中发挥了最高咨询团体的纽带作用，在薪酬、奖励、床位、联合私立医院等改革方面起了重要作用。1948 年形成了 14 个区域医院委员会（RHBs）、36 所教学医院（BG）、388 个医院管理委员会、138 个执行委员会以及 147 个地方卫生当局的 NHS 管理机构。

改革最大阻力来自全科医生和 BMA。全科医生一直是个体经营者，他们担忧国有化后丧失独立性，反对按地理范围分配患者等提议，担心受薪医疗服务的前景。对此，通过多轮博弈，为赢取他们的改革支持，承诺全科医生改革后仍将保留独立性，将私人执业与 NHS 的合同工作结合起来，作为与 NHS 签订合同的乙方存在，但需同意注册接受所有患者并提供 24 小时护理。他们将主要按照注册患者的人头数量收费，以及特别医疗服务的收费，如加班出诊、妇产科护理和疫苗接种，在英国首次建立了家庭医生的普遍就医机会。最终，改革使得被大量复杂、脆弱实体拥有、运营的约 1000 家医院以及 540 家由地方权力部门运营的医院被国有化；原 NHI 体系覆盖可享有免费全科医生服务的 2100 万人被扩大到全部英国人口。

最初建立的 NHS 组织结构仍然存有诸如权责的交叉重叠、三个组成部分间相对割裂、缺乏协调等问题，随着越来越多慢性病患者对医院、社区服务长期的综合需求，原有组织结构的压力越来越大，引发了随后六七十年代英格兰、威尔士、苏格兰和北爱尔兰各地主要围绕 NHS 组织结构调整的改革。过去的计划主要是医院建设等方面，很少考虑初级卫生保健的发展情况或患者需求的客观标准。然而，越来越多的疾病需要长期医院外的护理、健康教育、医院服务、全科医生和社区服务都需要汇集在一起。沃尔特·荷兰教授认为，要考虑到理想的未来，制订目标，分配资源，实施跟进和评估的方案，需要进行规划。① 英格兰建立了由健康与社会保障部领导下的大区（regional）、区域（area）和地区（district）三级卫生管理体系。然而这一结构重组并未解决服务的结构性问题，全科医生、牙医、药剂师、眼科医生等服务并没有完全整合，仍然独立，只是将原来的管理部门执行委员会换成了家庭医生委员会管理（Family Practitioners Committees）；社区卫生服务的职能由地方政府转移到 NHS 中，改革后卫生服务的提供者仍然是独立的三个机构。这些改革却又引发了人们对管理层级、行政人员过多、决策缓慢、责任不清等的诟病，进一步引发后来的改革。然而，最大的问题是越来越高的卫生花费。50 年代，保守党政府担忧卫生资源的消耗问题，发起了对 NHS 的吉利伯德质询（Guillebaud Inquiry），提出卫生经费投入不足以及筹资问题。工党引入眼镜、假牙收费办法、随后执政的保守党引入处方付费的办法，但 60 年代，卫生开支仍持续增长。70 年代由石油危机引发的经济危机迫使政府更加严格控制各项公共服务开支并开始将注意力转移到将现有资源使用效率最大化上。

70 年代，NHS 的不公平加剧，体现为群体间、地域间卫生资源和经费支出的不平等问题。NHS 人均卫生支出最高地区的费用比最低地区高出 2/3。为试图解决这些问题，劳工党政府在 1975 年成立了资源分配工作组（Resource Allocation Working Party，RAWP），RAWP 建立了以测量卫生需要为依

---

① Klein R. , *The politics of the National Health Service*, London：Longman，1983，p. 90.

据进行资源分配的方法。这个方法是根据地区间居民人口年龄、性别和死亡率差异来进行资源调整分配，计算包括了住在一个地区接受治疗的患者的津贴、教学和研究费用，对全国不均匀分布的医院产生了影响。虽然一些问题没能解决，例如，资源配置与医疗人员配置政策之间没有联系，也有人批评计算方式简单，不够准确，但在重新分配政策十年后的1987年，最富有的和最贫穷地区之间的差距已经从26个百分点缩小到了11个百分点。[1]

二　撒切尔主义下的NHS改革（1979—1997年）

20世纪70年代末，受石油危机影响，卫生支出增长高于经济增长，劳工党政府曾尝试通过收入政策限制NHS成本、限制现金、设置优先权以转移资源给老人、精神病等方法，但事实证明这些举措很难改变地方层面的支出模式，卫生财政危机成为石油危机后最大的财政危机，新的改革势在必行。

1979年撒切尔上台、保守党执政，是英国从福利国家向公共服务转型的分水岭。包括卫生服务在内的公共服务改革，撒切尔政府偏爱的措施的主要特点是：一是倡导用私营部门而非公共部门解决问题；二是私有化而非国有化；三是放松规制而非国家控制；四是建立在低税收基础上的公共支出；五是强调自立自助和志愿服务；六是强调管理主义，将私营部门的管理原则与技术运用到公共服务中。这些措施都导致在卫生服务改革中更注重效率、成本控制、绩效测量等市场机制。

---

① Smith J. , "RAWP Revisited", *British Medical Journal*, Vol. 1015, No. 295, 1987.

（一）20 世纪 80 年代 NHS 改革

在保守党前两个任期内，卫生体系更多的是政策延续而非激进改革。这段时期主要的改革举措是，一方面，对 NHS 重组，试图简化 NHS 组织结构，使其更加灵活，但并没有改变基本结构。取消中间层级区域级别的卫生部门（AHA），在地方建立大量基层地区级别的卫生局（DHA），同时简化了规划和专业咨询系统。形成了 14 个区域卫生部门（RHAs）、192 个地区卫生局（DHA，以前为 90 个）、7 个特别卫生局（SHA，取代了以往的教学医院职能）以及 90 名家庭医生委员会（Family Practitioner Committees，FPCs）。另一方面，中央分权，将以往中央对 NHS 细致入微的指令转变为优先权等原则性卫生指导政策。

然而，这一改革举措使得卫生问题更多地转嫁给地方政府，中央政府对卫生的责任问题逐渐浮出水面。众所周知，NHS 是一项全国性的服务，其主要资金来源是普通税收，中央政府的卫生与社会保障部、财政部都对 NHS 负有管理责任，需要从经费支出、目标实现、绩效监管等方面进行有效管理。在此背景下，由罗伊·格里菲斯爵士领导的一支具有商业管理经验的团队展开了对 NHS 的管理调查，并于 1983 年发布了著名的《格里菲斯报告》（Griffiths Inquiry Report），指出了 NHS 缺乏一整条清晰管理的责任链，欠缺明确目标，绩效监管不足，并批评 1974 年建立的"共识管理"式决策方式，指责这种方式延误决策时机、规避困难决定、模糊责任。报告同时提出在卫生与社会保障部创立卫生服务监督理事会负责对 NHS 进行战略规划、绩效评估、分配总体资源，成立 NHS 管理理事会专门负责管理。另外建议各层级设置一名总负责人综合领导，负责规划、执行、把控绩效等全面管理工作，用综合管理取代过去的管理方式。这一报告为后来的 NHS 改革奠定了重要基础，NHS 组织结构、决策模式和管理技术更趋商业管理模式，构建了流程化、效率化的管理体系。

另外，随着私有化的推进，私人健康保险的覆盖比例逐年增加，成年人口私人健康保险覆盖率从 1978 年的 4% 增长到 1990 年接近 12% 的水平。然而私人保险提供的服务水平堪忧。[1]

（二）20 世纪 90 年代 NHS 的内部市场改革

到了撒切尔的第三任期，在财政危机引发的病房关闭、手术取消等问题的刺激下，政府开启了 NHS 内部市场化改革。1990 年颁布的《国民健康服务与社区护理法案》正式拉开了改革帷幕。改革的核心是建立卫生服务购买者与提供者的分离机制（如图 5-2 所示）。

在需求侧，改革后全科医生基金持有者（GP fundholders）和地区卫生局 DHA 将代表 NHS 的注册病人购买医疗卫生服务。选择加入基金持有者体系的全科医生会收到不超过财政上限的拨付给病人的卫生预算；对于更昂贵的医疗服务以及那些不是基金持有者全科医生的病人，DHA 将支付他们的治疗费用。

---

[1]　Baggott R. , *Health and Health Care in Britain* （3rd ed. ）, New York：Palgrave Macmillan，2004，pp. 104-105.

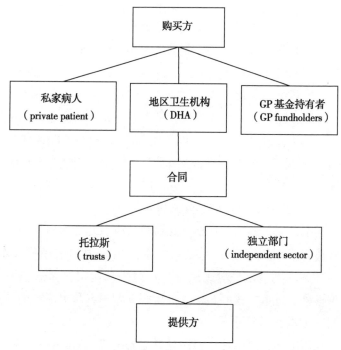

图 5-2　卫生服务购买者与提供者分离机制示意①

在供给侧，通过承诺给 NHS 医院和其他医疗卫生服务更大的自由，鼓励他们申请成为托拉斯，原卫生管理机构不再对其直接管理；另外，承认私家病人与私营医院，既允许 NHS 医院与私人购买者签订合同，也允许 NHS 购买者购买私营医院提供的服务，逐步模糊了 NHS 和私人部门的界限，以期形

　　① Baggott R., *Health and Health Care in Britain*（3rd ed.），New York：Palgrave Macmillar，2004，p. 108.

成卫生服务内部市场，加强 NHS 服务提供者之间的竞争，不论公立医院还是私营医院，一切都按照服务合同提供服务和盈利。

虽然改革已经立法确认，但由于正值保守党第四次任期大选前夕，保守党放慢了改革速度，采取了更为谨慎的渐进改革思路。一些诸如"市场""购买"等商业性的词汇减少了；托拉斯和 GP 基金持有者也非一次性强制转型完毕，而是通过邀请申请等方式逐步将其纳入新体系。GP 基金持有者的覆盖率从 1991 年的 7%，用了七年的时间增长到 1997 年 59%；医疗服务供给单位 1991 年只有 57 家成为托拉斯，90 年代中期才在英格兰基本实现托拉斯的转变、一半英格兰和威尔士的病人注册在 GP 基金持有者下。① 改革全面的执行是在梅杰政府时期进行的。这一时期的改革还包括了 NHS 重组、《病人宪章》的发布、《国家卫生战略》的确立，以及除医院外将社区卫生服务同样纳入托拉斯中、发展多样的合同形式、整合 DHA 与家庭保健服务机构（FHSA）等。在内部市场的改革进程中，与撒切尔原先设想不同的是，由于绩效指标、服务标准的设置、目标的层层控制等更严谨管理手段的运行，中央政府的权力增强了。

在整个八九十年代，由于对初级卫生保健的重视，全科医生和社区卫生获得了大发展。原本在 1948 年之前，全科医生是卫生服务的核心，但随着专科医学的发展而丧失了一席之地。然而 NHS 建立的三分法的组织体系也造成了普通门诊与

---

① Rivett G., *National Health Service History*, http：//www.nhshistory.net/chapter_5.htm.

住院服务以及地方卫生服务之间的结构边界性问题，使得门诊转住院服务延迟以及出院后难以及时获得社区连续的医疗和护理。因此在这一时期，政府通过加强初级卫生保健服务（primary care）政策弥合组织界限问题。随着国家对初级卫生保健越来越重视，作为其中最为关键的部分，全科医生的规模不断扩大，所发挥的作用更为重要，地位得以回归。在"分级诊疗、社区首诊"的制度下，全科医生负责病人的首诊，当全科医生判断病情有进一步需要才会转诊到专科医院；而关于患者在社区的转入、转出，是由全科医生和专科医生共同沟通的结果。因此全科医生与医院之间是合作关系而非竞争关系，卫生经费实际上是从全科医生流向医院的，"全科医生相当于英国医疗费用的掌柜"。而且由于英国规定，医院为出院患者开具的处方药只能维持几天的治疗，所以患者出院后不得不寻求社区的健康管理。除此之外，全科医生还要承担慢性病管理和公共卫生的任务。1985—1995 年，英格兰的全科医生人数上升了 10%。

此次改革浪潮中，尽管内部市场改革期望带来的减少管理成本、提高效率和质量等效果受到争议，但"内部市场"改革在提高管理水平、培养卫生系统注重病人、质量与效率的文化以及完善组织结构等方面也获得了广泛认可；保守党政府赋予全科医生关键作用、提升并强化了全科医生在英国卫生体系中的重要地位等做法都为下一届政府继续深化改革奠定了良好基础。

三 "第三条道路"下的 NHS 改革（1997—2010 年）

1997 年布莱尔带领新工党赢得大选，在卫生领域也提出

"第三条道路"的政策主张，寻求在过去劳工党的"命令控制"模式与保守党内部市场模式之间建立新的等级体系、网络架构和市场秩序，混合了中央集权的绩效管理与高度规制化的合同签约过程。

在筹资方面，布莱尔政府没有排斥私人部门的资金，继续鼓励私人资金建设和运营医院，并支持私营部门发挥更大的作用，朝着更多元、更有竞争的卫生服务市场发展，甚至允许英国人到欧洲跨境治疗给 NHS 带来更大的竞争。但与此同时，政府废除了因老人保险费而减免税收的政策。

在对待内部市场改革方面，提出用"整合"替代内部市场，更加强调规划和合作，而非竞争。但实际上"购买—提供"分离机制在英格兰和威尔士都保留了下来。新的举措是取消全科医生基金持有计划，代之以建立地方初级卫生保健集团（Primary Care Groups，PCG）。PCG 受地方卫生部门运营管理，具备委员会体系特征。初级卫生保健服务也更受到本届政府的重视，在原有基础上创建了"NHS 直通车"（NHSDirect）以及"随到随诊中心"（Walk-incenter）方便人们通过电话热线咨询健康问题和减少社区就诊的等候时间。

提高卫生服务质量方面，布莱尔政府大力强调了促进合作、设立服务标准、提高质量的重要性。在术语上，"伙伴关系""一体化""协同合作""无缝服务"等概念替代了原来强调的内部市场"竞争关系"。国家层面，设立了国家临床卓越研究所（National Institute for Clinical Excellence，NICE）以及健康促进委员会（Commission For Health Improvement，CHI）发布治疗的成本—效果指导意见、监管医疗卫生服务质量；成立了国家保健标准委员会（National Care Standards Commission, NCSC）监管社会护理以及私营卫生保健服务；在英格兰构建了新的绩效评估框架，评估 NHS 在健康改善、公平就医、恰当服务有效递送、效率、患者体验、健康成果六大方面的情况；后来又发展了评价卫生健康服务成果的临床指标等，这些举措使布莱尔政府对医疗卫生服务能够进行更加专业的监管和更强的质量控制。

此外，与保守党政府相比，布莱尔政府给公共卫生和促进卫生公平更高的政策优先权，全面评估卫生不平等状况，并于 1998 年和 1999 年先后发布了相关的绿皮书和白皮书。政府投入大量的精力和资金针对弱势群体进行改革，这一群体的就医服务和卫生健康状况得到了明显改善，但这一群体与平均水平的差距仍未缩小。

然而，由于自我强加的成本控制和开支约束后果的反弹，媒体和公众对国家卫生资金不足、服务能力不够进行批评。2000 年，布莱尔政府宣布逐年大幅增加对卫生的投入。至 2010 年大选前，工党执政期间对 NHS 进行了继承、再造与发展，诸多方面取得了进步。如等待时间从十年前 284000 名患者入院需要等待超过六个月甚至两年，改进到 2010 年仅 2008 名患者需要等待 18 周入院治疗。政府对新医院等诊疗设施的建设以及对 GP 的改革，让患者能够更快更便利地就诊。2010 年护理质量委员会发布的首次 NHS 年度评审报告肯定了"医疗卫生服务得到了迅速改善"。服务质量被评为"卓越"和"好"的托拉斯四年间从 41% 提高到 63%。

工党一系列改革的成果获得了公众的认可，国家社会研究中心自 1983 年以来开始对 NHS 满意度进行年度调查。1997 年工党上台时，只有约 1/3（34%）的人对国民保健服务感到满意；2002—2010 年"稳步增长"，特别是 2009 年和 2010 年满意度分别达到 64% 和 70%，是调查开始以来的最高水平。

四　2010 年以来的 NHS 改革

2008 年受国际金融危机影响英国经济衰退，2010 年卡梅伦赢得了大选胜利。此时的英国和 NHS 面临着在人口老龄化加剧、公众期望增加、新治疗费用高昂、空气污染以及诸多社会健康决定因素恶化等因素助长下，英国医疗卫生费用持续上涨的挑战。保守党上台后鼓励"任何有意愿的合格医疗卫生服务提供者"，再次聚焦医疗服务的竞争和"私有化"，越来越多地将 NHS 开放给私营企业竞争。

新政府上台前两年围绕 NHS 中的私有化、竞争、监督作用和国务卿的责任等方面展开了激烈争论，历经 2000 多项修改后于 2012 年出台《健康和社会保健法案》。法案内容主要有八个方面：一是废除初级保健信托和战略卫生局。二是激烈的结构重组（如图 5-3 所示），建立新的卫生和健康委员会，以改善 NHS 与地方当局服务之间的一体化。三是临床委托服务组织（CCG）接替原初级保健信托（PCT），并与新 NHS 委托服务理事会又称 NHS 英格兰合作。四是设立独立监管机构（Monitor）对医疗机构的运营和财务进行监管，防止反竞争行为，监管医疗市场的公平竞争，提高服务效率，降低价格，减轻财政压力。五是通过设立新的代表患者利益的国家卫生监察机构（Health Watch）和地方卫生监察机构，加强反映病人的声音。六是新设立英格兰公共卫生局（PHE），在国家层面领导公共卫生工作，地方卫生部门在地方层级实施。七是确立议会对国务卿的提供卫生服务的问责制。八是强调要强化对NHS体系内部的研究，提高教育和培训的要求。

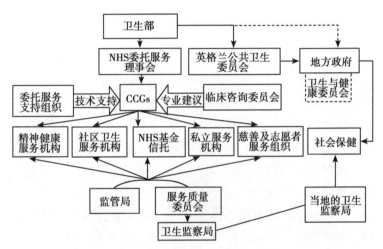

图5-3　2012年英格兰NHS组织结构

资料来源：谢春艳、金春林、王贤吉：《英国卫生体系新一轮改革介绍》，《卫生政策研究进展》2014年第4期。

此次改革增加了全科医生在医疗经费使用方面的决定权。临床委托服务组织（CCG）接替原初级保健信托（PCT）来决定医疗经费如何使用，而在CCG实质上是地方全科医生团体，由当地的全科医生主导，由全科医生（GP）、护士及其他相关专业人士组成，负责当地卫生服务的规划、资源配置、服务委托购买、服务提供及支付，决定80%的卫生经费拨款的使用。CCG根据当地居民需求，向符合NHS医疗标准和价格要求的服务提供机构（包括由公立医院转变而成的 NHS 信托机构、私立机构、慈善机构和志愿者组织）招标购买初级卫生保健、社区卫生服务、医院服务、康复医疗、急诊服务、精神卫生及心理健康服务等几乎所有的医疗卫生服务。在基于权重和人口需求（按人头付费）的初级卫生保健服务预算支付制度（capitated budgets）下，全科医生服务的人数越多，提供的医疗服务越少，收入越多。能够鼓励医生以较低的医疗费用为更多的人提供服务，医生控费意识增强，工作重点引导到预防保健上。根据 2013 年的统计数据，全科医生系统仅仅用了不到 8% 的医疗经费解决了 90% 以上的医疗服务。[①] 然而，随着全科医生权力的加大，相应的 CCG 也要求全科医生负担更多采购、法律、合同等专业工作，耗费了全科医生大量精力；招标等行政程序同时增加了购买双方的交易成本。

从缩减卫生开支，缓解财政危机的结果来看，虽然新一届联合政府早在 2010 年就提出了政府支出削减计划，NHS 改革支持者认为在更大范围内引入市场竞争将有利于这一目标的实现，法案的实施将更好地引入私立部门参与医疗市场竞争，减轻政府财政负担。英国政府提出了 2010—2015 年的经费缩减目标，要求 NHS 通过提高效率每年节省 4% 的支出，即每年节省 150 亿—200 亿英镑。NHS 的预算将英国人均卫生费用预算从 2010 年度的 2043 英镑缩减到 2014 年的 1999 英镑，到 2015 年预计将会缩减为人均 1986 英镑。然而现实是，2014 年以来，人均卫生经费均超过了 2000 英镑，2017 年达到了 2138

---

① 夏雨青：《资深英国 GP 深度解读全科医生制度》，2015 年 2 月 5 日，http://www.medicgo.net/NewsShow_media.asp?d_id=677。

英镑（如图5-4所示）。

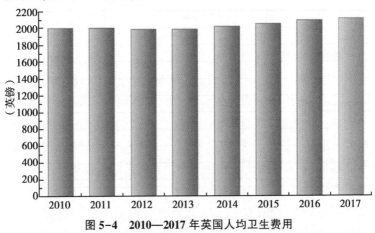

图5-4 2010—2017年英国人均卫生费用

资料来源：http：//www.ukpublicspending.co.uk/spending _ chart _ 2010 _ 2017UKd_ 17c1li111lcn_ 10t。

目前更深入的改革仍在持续，"未来是一条不明确的路"，公众对NHS的满意度2010年后的大致表现是：2011年"突然下降"，2012—2016年"变化不大"，其中2016年与2015年大致相同，公众对NHS的满意度为63%。

第二节 英国医疗卫生体系改革的影响因素

一 利益相关者及其制衡

（一）意识形态、政党与政府
英国政党制度典型地代表着两个具有不同意识形态政党之

间的竞争。政党的意识形态往往通过政策主张、管理手段等方式彰显。简而言之，保守党更强调强调传统、私有制、拥护市场至上；工党更强调社会公正、公平、国有制、集体行动。"得票最多者当选"的选举制度决定各党在国会的席数比例，影响执政党政策决策和推行。"政治钟摆的摆动使得两大政党都获得了各自意识形态影响政策制定的机会。"表5-1展示了两党执政时期对 NHS 的主要改革情况，可以看出，政党交替是 NHS 重大方向性改革的重要影响因素，如撒切尔对 NHS "内部市场"的改革。所以有学者认为"政党是推进政策变迁的'破城槌'"。

　　然而从 NHS 改革变迁的历史轨迹也可以看出，政党交替未必会伴随改革的剧变，如战后工党、保守党的交替，90 年代末工党对保守党改革的继承与创新。因此罗斯（1984）认为执政党会被其前任政党制定的政策所限制，这种限制既包括实践操作层面不可能轻易颠覆前一政党的立法，也包括政治现实需要考虑旧政策所获得的民心，还包括具体实践和环境等复杂因素。

表5-1　"二战"后英国两党政府 NHS 改革的主要内容

时间	执政党	首相	NHS 改革主要内容
1945—1951 年 （6 年）	工党	艾德礼	1948 年建立 NHS 系统，形成三分二级的 NHS 组织结构 1949 年提出处方付费 1950 年 NHS 支出触顶
1951—1964 年 （13 年）	保守党	丘吉尔、艾登、麦克米伦、休姆	1956 年吉利伯德提出 NHS 的成本问题 1962 年医院计划（Enoch Powell）

中国医疗卫生服务历史沿革中的"钟摆式"公平

续表

时间	执政党	首相	NHS 改革主要内容
1964—1970 年 （6 年）	工党	威尔逊	1965 年家庭医生执照 1966 年新全科医生合同 1968 年第一次 NHS 重组绿皮书
1970—1974 年 （4 年）	保守党	希思	1970 年第二次 NHS 重组的绿皮书 1972 年 NHS 重组白皮书 1974 年 NHS 重组
1974—1979 年 （5 年）	工党	威尔逊、卡拉汉	1976 年成立 NHS 规划系统和资源分配工作组（RAWP），建立了以测量卫生需要为依据进行资源分配的方法，探索理性的筹资系统 结束处方付费、禁止 NHS 内的医生私人执医
1979—1997 年 （18 年）	保守党	撒切尔、梅杰	1979 年 NHS 皇家委员会发布《病人第一位》的报告 1982 年 NHS 重构、废除区域 1985 年 WHO（欧洲）建立全民健康目标 1986 年初级卫生保健绿皮书 1987 年财务危机 1988 年撒切尔宣布对 NHS 全面审查、英格兰公共卫生领域出台《社区保健：行动议程》 1990 年 NHS 与社区护理法、GP 新合同 1991 年 NHS 实施内部市场改革 1994 年 14 个区域降至 8 个 1996 NHS 电子网络启动
1997—2010 年 （13 年）	工党	布莱尔、布朗	2000 年 NHS/私营部门合作 2002 年国家卫生服务改革和卫生保健专业法案 2005 年创建以患者为主导的 NHS 2009 年 NHS Constitution 国民保健服务制度章程
2010 年至今	保守党	卡梅伦、梅	2011 年健康和社会保障法案 2013 年新的组织结构

从保守党在 1951—1964 年、1970—1974 年、1979—1997
年、2010 年来对 NHS 的改革措施可以看出，尽管强调个人责
任、私有制、市场竞争、反对高税收等政治立场和信条一直保
持不变，但也被党内强调家长主义、社会秩序、保护弱势群体
等理念所制衡。因此在战后保守党还是接受了政府干预经济和
社会福利的思想。

而工党在 1945—1951 年、1964—1970 年、1974—1979
年、1997—2010 年执政政策也显示出一方面其植根于广义社
会主义的理念信条，倾向运用国家权力进行二次分配谋求社会
公正；另一方面也接受保守党政府的诸多政策，接纳鼓励私营
医疗基金和机构的存在。最显著的是到布莱尔政府期间，本应
会受不同意识形态和政治风格影响而开展激烈的卫生改革，但
事实是激烈变革非但没发生，甚至体现出与上届政府改革高度
的延续性。罗布·巴戈特（2004）认为，这主要是由于开启
改革时的一系列约束条件：第一，高度引人注目的 NHS 本身
及其受到广泛政治支持的既有原则。历经数十年的发展，NHS
的原则体系是：全面服务于所有人，根据临床需要获得服务，
而不是支付能力；渴望高标准的敬业精神；NHS 服务反映患
者、家属和护理人员的需求和偏好；与患者、社区和更广泛利
益人群跨组织边界工作；承诺纳税人的最大价值；最有效和合
理地利用有限资源，对国民保健服务的公众、社区和患者负
责。这些原则具有的广泛社会基础，使得任何变革都难以动摇
这些原则。第二，政府面临一系列技术难题，特别是难以准确
获得医疗卫生服务成本和质量的信息会限制新政策的执行。第
三，政府仍然高度依赖医疗专家并越来越依赖管理专家。第

四，出于政治责任的考量，NHS体系的绝大部分仍然通过国家税收支付，中央政府很难将如此重大责任甩给地方政府。直到2010年大选期间，鲁道夫·克莱恩（2010）认为工党与保守党关于NHS的差异只是"分歧存在于共识中"。两党都认为是"NHS的政党"，税收支持、面向所有人服务、就诊免费等基本原则是两党的共识；此外在加大竞争和患者选择权、进一步缩短等待时间、促进决策分权、给一线专家更多自由、避免新的组织结构变革等方面也形成了更广泛的默契。两党的分歧和相互攻击停留在官僚机构多、管理成本大、是否建立独立机构让NHS远离政治干预等方面。从这次大选两党关于NHS的态度来看，与前两次两党交替背景相似，两党退出意识形态抗争已成为趋势，冲突限于共识中，分歧更加收敛，NHS体系已稳定，两党间的竞争更多的是管理能力的竞争。

（二）压力群体

按照科克尔（2001）的定义，压力群体指的是任何旨在通过游说决策者，而非寻求参选或执政来影响公共政策的群体。英国卫生改革中压力群体范围广泛，既包括了医疗卫生者、医疗行业协会，也涵盖了广泛的商业利益团体、病人群体、志愿组织、工会组织、媒体等。

英国医生职业群体拥有相当的政治资源，包括专业知识、社会地位、强有力的代议机构。英国医学协会作为医生的"工会"是英国最为有效的压力团体之一，颇具声望。而著名的皇家医学院能依靠"校友关系网"接近政府高层。[1] 第二次

---

① ［英］罗布·巴戈特：《解析医疗卫生政策》，赵万里等译，格致出版社、上海人民出版社2012年版，第93页。

世界大战后到20世纪70年代，作为职业代表机构，英国医师学会经常接受政府广泛咨询，参与政策制定过程，与政府关系紧密；到撒切尔时期这种默契和共识开始瓦解，关系恶化，二者关于全科医师合同、卫生支出、重组等政策的立场对抗。到梅杰政府关系有所缓解、更加容忍。虽然经过几十年的发展，这些专业群体的影响力有所下降，但其对政策的影响仍是明显的，仍然维护、影响着卫生保健制度和体系的价值观及科学管理。

而药品行业等商业组织的影响在20世纪90年代开始衰退。特别是国家健康与临床优化研究所的建立，对包括药品在内的成本效益提供了行业指导，削弱了原有影响。而私营卫生保健部门与政府部门发展形成了"旋转门"，双方高管互派工作，关系良好，促进了私营卫生保健部门的发展。

公众和媒体的压力也是党派政策的重要制衡力量。在自由主义思想最盛的撒切尔时期，1982年大选前夕，撒切尔宣称"NHS是安全的"，"保证无论国民支付能力如何，都将享受充分的卫生资源"。随后一份由中央政策审查人员编写的文件被泄露，其中提到了许多与撒切尔竞选宣言相矛盾之处，比如提出大幅扩大私人保险以削减公共开支，提高卫生服务费用等。这激起了媒体和公众的反对，引发一系列罢工运动。这使得撒切尔最终虽赢得了1983年的选举胜利，但也使得撒切尔政府在往后的卫生政策改革中更加谨慎小心。

二 英国卫生体系改革中公平的波动轨迹及特征

（一）第二次世界大战后英国卫生改革中关于公平的变与不变

第二次世界大战后建立的 NHS 体系，在保守党和工党轮流执政的 70 年来，两党对卫生改革公平观受党派意识形态影响，卫生政策和改革分别体现出新自由主义和社会主义的倾向，在不同时期对卫生服务体系的投入、筹资结构、资金资源分配和最终产生的国民健康结果有所不同；但始终不变的是认识到医疗卫生在公共服务领域改革中的特殊性和重要性，对所有国民基本健康权的认可和维护，卫生投入的持续增加，务实融合而又渐进持续的改革举措，这些避免了卫生体系的价值逆转或政策反转。

1. 卫生服务筹资结构与投入

从中央政府的卫生支出占国内生产总值的百分比情况来看，1950/1951 年度的支出达到 117 亿英镑，占 GDP 的 3.5%；到 2010/2011 年度，支出实际增长了 10 倍以上，达到 1211 亿英镑，2015/2016 年达到 1387 亿英镑。[1] 从 1948 年 NHS 建立到 2017 年，医疗卫生公共支出从占 GDP2. 14%增长到 7. 35%。增长最迅猛的出现在新工党执政期间的 1998—2010 年，实际支出增长了 98%，占 GDP 的比重增长了 2. 6 个百分点。

从卫生经费公共与私人投入的比例看，根据英国国家统计

---

[1] Harker R. , *NHS funding and expenditure*, http：//www. nhshistory. net/parlymoney. pdf, http：//researchbriefings. parliament. uk/ResearchBriefing/Summary/SN00724 # fullreport.

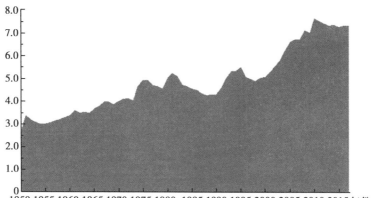

图 5-5　1948—2017 年英国医疗卫生公共支出占 GDP 比重

资料来源：http：//www. ukpublicspending. co. uk/spending ＿ chart ＿ 1948 ＿ 2017UKp＿ 17c1li011lcn＿ 10t。

办公室公布的数据，1997—2013 年卫生支出费用，公共部门支出始终占了绝大部分（平均约占总支出的 94%），从 511 亿英镑增加到 1449 亿英镑，保持年均 6.8% 的增长率；私人部门卫生支出有所增长，但增速缓慢，从 38 亿增加到 55 亿英镑，所占比例不足 6%。[①]

国民健康服务体系的资金主要包括四部分。其中绝大多数 NHS 资金仍然来自英国税收；其余来自处方药收费、牙科收费和其他收入来源。2010/2011 年度英格兰规定符合条件的患者支付每项 7.2 英镑的处方药费，处方费（占 NHS 资源预算

---

① Office for National Statistics，*Healthcare Expenditure in the UK*：*All Tables*，https：//www. ons. gov. uk/peoplepopulationandcommunity/healthandsocialcare/healthcaresystem/datasets/healthcareexpenditureintheukalltables.

的 0.5%）共筹集了 4.5 亿英镑。但威尔士、苏格兰和北爱尔兰已经取消处方收费。不同地区根据不同的牙科服务收费。其他较不重要的收入来源，包括了向海外访客及其保险公司收取NHS 治疗费用、医院停车收费、病人电话服务等来增加收入；此外，NHS 信托基金可以通过私人治疗来获得收入。英格兰NHS 信托基金通过私人病人产生了 0.6%的核心收入，但英国其他地区的该项比例低得多（威尔士为 0.2%、苏格兰和北爱尔兰为 0.1%）。

2. 卫生资金分配

英格兰大约 80%的 NHS 资金（2011/2012 年度为 890 亿英镑）被分配给负责委托（即购买）卫生服务以满足当地需求的 151 个基层医疗信托机构（PCT）。资金通过合同或通过"按结果付款"的系统从 PCT 转向 NHS 医院和其他提供者，该系统使用基于每种类型治疗的国家平均成本的"价目表"。NHS 预算的剩余 20%包括资本支出，以及分配用于提供区域和国家计划与服务的资金。

3. 健康平等情况

150 年来欧洲死亡率来一直在降低，由酗酒、药品等特别死因的死亡率增长显著。在英国，各地死亡率的改善情况有所差距：北部和内陆城市的死亡率比较富裕的南部地区改善慢；在某些地区，死亡率实际上上升了。自 20 世纪 80 年代以来，健康的地区不平等的上升也反映在英格兰、威尔士和苏格兰贫困地区职业社会阶层死亡率差距的迅速拉大上。有学者研究显示，1981—2001 年在苏格兰最不发达、最贫穷的邮政编码地区死亡率的绝对差距（由不平等的斜率指数测量）高度稳定；而相对不平等（通过不平等的相对指数测量）迅速增加，苏格兰成为西欧和中欧健康最不平等的地区。在英格兰和威尔士，随着时间的推移，所有社会阶层的预期寿命都有所增加，但最高社会阶层比最低社会阶层增加更快，使健康不平等程度增加。研究认为这些趋势反映了英国在这一时期采取新自由主义政策（小政府、自由市场取向）所产生的影响。这类观点也被在此期间采取新自由主义政策的其他国家（如美国、新西兰等国）健康不平等情况增加的情况所印证。[①] 2010 年发布的针对英格兰健康平等问题的评审报告（The Marmot Review）提出了"创造能最大限度地发挥个人和社区潜力的社会，确保所有政策的核心是社会正义、健康和可持续发展，减少健康不平等，改善人的健康和福祉"[②] 的总体战略目标。

（二）价值观、改革基本方针的争论与共识

巴戈特认为，撒切尔政府"新右翼"视角不完全是新自由主义，而是综合了传统保守主义价值观，如强有力的政府、等级制、社会秩序、家长主义的结果，这种二重性视角也构成了政府内部的意识形态张力。撒切尔改革在医疗卫生领域更加谨慎和柔化，很多市场主义理想没有真正实现；而其继任者梅杰政府虽继续推行医疗卫生"内部市场"改革，但很多改革已对最初的设想进行了大幅修正。在实用主义和不占优势的政治环境下，梅杰政府还采纳、调整了政治对手的政策，通过了

---

① Smith K., Hill S. and Bambra C., *Health Inequalities：Critical Perspectives*, Oxford：Oxford University Press，2016，pp. 7-8.

② Marmot M., *Fair Society Healthy Lives：The Marmot Review*, https：// www. gov. uk/dfid-research-outputs/fair-society-healthy-lives-the-marmot-review- strategic-review-of-health-inequalities-in-england-post-2010.

《国家健康》战略，使之同保守党自身意识形态立场兼容。

而布莱尔政府对待工党社会主义的原则更加务实和温和化，将政党更名为"新工党"，倡导在左右翼之间寻求"第三条道路"。用"社群主义"的概念替代了工党原有更富"左倾"色彩的"国有化"等概念，强调社群价值与个体责任的平衡。保守党强调的绩效管理、管理方法与技术在布莱尔和布朗政府时期有所加强；工党也接受在一定范围内鼓励私人资金对 NHS 的贡献。

卫生领域这种意识形态价值观的兼容，使得 NHS 70 年来"根据临床需要而非支付能力，面向所有人提供全面的、免费的服务"的核心原则和价值观在各种改革政策的争论中持续维系，最重要的是保障了作为国民基本权利领域的卫生改革底线的稳定。虽历经多次改革，英国卫生系统关注的焦点始终是如何建立起"按需分配"的全民免费医疗卫生服务体系，如何设计一整套按需配置医疗卫生资源的制度。特别是 20 世纪90 年代，针对医疗资源浪费问题，在市场化、新公共管理运动等思潮和意识形态变迁的冲击下，英国采取的改革措施仍不是取消全民免费、进行政策价值观的逆转，而是针对问题进行制度重构与调整。同国有工业以及福利国家其他领域特别是住房和社会保障相比较，新自由主义理念对医疗卫生政策的冲击实际很微弱。撒切尔（1993）本人也宣传，尽管她非常希望看到私营医疗的蓬勃发展，但国民医疗卫生服务及其基本方针却总是她政策的"不动点"。①

① ［英］罗布·巴戈特：《解析医疗卫生政策》，赵万里等译，格致出版社、上海人民出版社 2012 年版，第 23 页。

（三）　严格监管下市场的"自由"与"控制"

由于卫生改革基本方针的稳定，使得改革更多地聚焦于卫生效率、质量与公平的绩效管理方面。英国尝试过四种模式来改善卫生服务提供者的绩效：1991—1997 年的内部市场竞争模式；1997—2000 年的伙伴模式；2001—2005 年的"星级评价"模式；2006 年改变付款方式的竞争模式。

具有讽刺意味的是，即便是在 20 世纪 90 年代新自由主义盛行时期，内部市场的引入也强化了线性管理。巴戈特指出，自我管理的信托基金的自由因"焦虑不安的中央政府"而受到限制，受到更为严密的监控、管理和指导。在选举期间内部市场被引进时，基调就定好了。大臣们希望避免争论，要维护一个"稳定的国家"。鉴于健康市场具有潜在的功能失调本性，中央政府随后对那些会导致提高成本、增加盈余、服务通道缩减和服务质量下降的行为加强了监控。梅杰政府时期内部市场比撒切尔设想的更加中央集权化，通过重组、废除区域卫生机构、设置卫生服务标准、引入绩效指标、排行榜、更严格的目标控制体系和绩效评估体系控制内部市场机制的运行。而布莱尔政府和后来的政府更是强化了这种趋势。工党改善公共卫生，强调初级保健的重要作用，建立了初级保健团体（PCG），后来演变为初级保健信托（PCT），取代原有的全科医生基金持有者制度，加强管理；创建了"按结果付费"的新形式和绩效评估框架，设置了专门的质量监管机构——国家临床卓越研究所和健康促进委员会，建立了国家护理标准委员会监管私人卫生部门和社会医护服务的质量。

（四）对待国际经验和潮流的审慎态度

英国国家医疗卫生服务信托基金会的创立受到了来自西班牙、瑞典以及丹麦的类似机构的启迪；作为对国家税收基金为基础的卫生保健的补充，私营部门的应用则受到德国、荷兰等采取多元化模式国家的影响；英国 NHS "内部市场"建立的卫生保健委托服务是从卫生服务体系中采用市场导向路径的国家学习的，尤其是美国。在进行内部市场化改革前，撒切尔带领她的卫生事务顾问、卫生部长和财务部长对 NHS 开展了全面评审，集中对可替代的卫生筹资系统和 NHS 资源分配两大问题进行研究。立足于英国本国国情调查研究，以美国为代表的基于保险系统的卫生筹资系统方案大部分被放弃了，因为长期基于税收系统的筹资体系被认为具有征收成本低等诸多优势。尽管有包括撒切尔在内的一些鼓励私人保险降低税率者的支持，保险替代方案还是被财政部反对，最终只达成了对老人群体扩大私人健康保险减少税负的妥协。在资源分配方面，加强 NHS 竞争和管理职责分权化得到了支持。特别是加强竞争方面，获得了经济学家、政治学家和智库的一致拥护。加强竞争这一想法主要来自美国健康维护组织（Health Maintenance Organization，HMO）的经验，但最终引入 HMO 模式的方案被拒绝了，因此更大范围、更激进地引入私营部门和私人筹资的改革方案最终没有被采纳，更折中的在 NHS 内部建立准市场的改革方案获得了支持，尤其是建立资金持有者体系，赋予全科医生从卫生服务提供者处购买卫生服务的权利这一机制获得共识，最终写进了 1989 年的白皮书中。

因此，巴戈特等学者认为英国卫生改革对国际经验与潮流的学习是多边的、审慎的，以一种与本国国民医疗卫生服务体系更兼容的方式被引进，如为防止对"高成本"病人的歧视，昂贵的医疗程序和领域被排除在外；为了使竞争的负面影响最小化，NHS 受到高度的监管等。对待国际经验审慎务实的作风让英国卫生改革走出了自己独特、高效的模式，为世界称道。

第六章

医疗卫生服务公平波动的中外比较

从前文的分析不难看出，从 1949 年至今，中国医疗卫生服务，特别是基本医疗卫生服务的公平价值观、公平结果表现出钟摆般的波动轨迹。这种波动轨迹与国际上医疗卫生服务改革中公平的波动轨迹截然不同。

第一节　中国医疗卫生服务沿革中公平
"钟摆式运动"的特征

一　医疗卫生服务的公平状况摆幅剧烈且反弹性大

从三个历史发展阶段看，在医疗卫生服务的可及性公平方面，筹资方式和医保覆盖率等指标均体现了其公平摆幅的剧烈和反弹的猛烈。

2000 年世界卫生报告指出卫生体系的本质目标之一是"保障财政负担能被公平地分担"。但从图 6-1 中国政府、社会、个人卫生负担比例的变化情况看，1978—2002 年以及 2002 年以来两次筹资方式公平情况的摆幅非常剧烈。个人负担比例从 35%左右上摆至 60%的高位，在"市场运动"时期只用了 11 年，而在后一时期从 60% 回落到 35% 的水平也只用了 9 年时间。

再从医保覆盖率来看，无医保率从第一阶段 1977 年顶峰时期的 20% 以下，骤升至第二阶段 1998 年将近 80% 的高位；然而仅时隔 13 年，在第三阶段无医保率大幅回落至 2011 年的 5%。

在医疗卫生服务的利用性公平方面，改革开放前，基本医疗卫生服务利用性在城乡都以不同方式得以实现，公平性显著。然而改革开放后，由于旧医保体系瓦解，新医保体系又迟迟未建立，加之医疗费用畸高增长，使得城乡两周患病未就诊率和应住院未住院比例持续增加，2003 年分别达到 48.9% 和 32.3%，医疗卫生服务利用性公平差。2003 年后，随着新医保体系的建立、投入的增加和管理机制的改革，医疗卫生服务利用性公平再次回摆，2008 年的城乡两周患病未就诊率得以降低至 37.6%。

在医疗卫生服务的质量公平方面，70 年代中后期，人民群众基本享有免费的医疗卫生服务，但在市场化改革时期，却主要因医疗费用畸高问题导致了群众对医疗卫生服务质量的不满意。2003 年对住院服务和门诊服务的不满意率高达 56% 和 43%。第三阶段，近几年来国家资金投入力度和结构的调整，以及医保制度的完善，对解决由 "看病贵" 引起的医疗卫生服务质量问题发挥了积极作用，2008 年，患者对住院服务的不满意比例比 2003 年降低了 11.5%，降至 44.2%；对门诊服务质量不满意的比例稍有降低，为 41.2%，医疗卫生服务质量的不公平状况得到一定程度的调整。

二　基本医疗保障体系不稳定且可持续性差

从医疗保障制度的发展历史可以看出，中国的基本医疗保

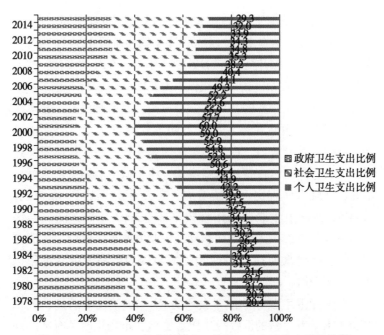

图6-1 1978—2015年中国政府、社会、个人卫生支出的比例

数据来源：2016年《中国卫生统计年鉴》。

障体系未能保持稳定的可持续的发展，这是导致医疗卫生服务整体公平性摆动剧烈的重要原因。这种不稳定和可持续性差体现在以下三个方面。

第一，农村基本医疗保障制度最不稳定，极为脆弱。农村合作医疗制度在新中国成立之初并非是通过自上而下传统的制度设计产生的，而是通过各地自发探索，在农业互助合作化运动过程中形成的。通过合作制和群众集资的方式提供农村医疗资金，必然难以保障资金来源的稳定、持续与安全。另外，在

"大跃进"时期，在政治运动力量的强烈干预下，农村集体合作社被公社取代，农村合作医疗走向了简单平均主义的极端，出现了吃大锅饭的现象，农民看病不花钱，医药费从集体公积金中列支。这种与当时生产力水平极不相符、极不现实的合作医疗形式，注定是短命的，在"大跃进"结束没多久自然瓦解。政治运动可以迅速瓦解农村基本医保体制，同样也可以迅速重建农村基本医保。这也是在"文化大革命"时期农村合作医疗和"赤脚医生"制度得以迅速开展并取得世界性成就的原因。然而，与前一次政治运动的命运相似，农村医保制度随着"文化大革命"结束和经济体制改革的启动而在80年代快速萎缩瓦解。

第二，旧医保制度瓦解迅速。如果说非制度化和政治运动是改革开放前农村合作医疗体制崩塌的首要原因，那么在改革开放后，经济体制的转型和政府对市场的误读则是加快城镇职工医保制度瓦解的重要原因。计划经济向市场经济的转变，企业失去了以往国家政策的优待和援助，在市场效率的逻辑下不得不为自身生存和发展减少成本，大幅削减包括医疗服务在内的众多职工福利，甚至"减员增效，下岗分流"，一切以市场经济效益为导向。众多职工下岗失业，城市低收入人群大幅增多。一方面，下岗的低收入人群因经济困难享受不了劳保医疗；另一方面，"劳保医疗"也逐渐被以"个人为主"的医保投入模式取代，导致城市劳保医疗从1993年的35.3%锐减至2003年的4.6%，公费医疗从18.2%减至4.0%。劳保医疗在改革开放后的二十年间就迅速退出历史舞台。

第三，新医保制度的建立耗时过久。在80—90年代，整整20多年，旧医保体制逐步解体，但新的医保体制并未建立起来。在农村，80年代末大多数农村医疗卫生机构已经解体，农村合作医疗基本瓦解，但国家并未及时建立新的制度予以保障，而是一切以经济发展为中心。直到2003年才开始建立新型农村合作医疗制度。在城市，劳保医疗制度逐步瓦解，而代替它的城镇职工医疗保险于1997年才开始确立；针对广大低收入人群的城镇居民医疗保险于2007年建立。新医保制度长期不受重视，建立耗时过久是导致第二阶段的医疗卫生服务公平状况跌到历史低值的重要原因。

三 价值观波动大且变化快

新中国成立之初，作为社会主义国家的新成员，平等、低廉甚至免费的医疗卫生服务等公共服务的提供被认为是社会主义国家的应然责任。再加上当时资源匮乏，只能通过集中统一分配的方式提供医疗卫生服务。而计划经济的分配方式反过来更促进了医疗卫生服务简单平等主义的价值取向。但正如前文所述，简单平等主义具有诸多弊病。因未考虑到个体之间需求、偏好和实际状况的差异，容易在分配时造成资源浪费与资源缺乏同时发生，并容易扭曲经济领域的激励机制，难以有效应对增长问题，存在不可持续的风险。在当时经济发展水平极低，以及政治运动加速的环境下，这些弊病暴露得更快，缺乏激励的经济体制难以有效解决平等继续发展所需的经济增长问题，政府和企业财政负担严峻。新中国成立三十年后，当国际上兴起市场化改革运动浪潮时，简单平等主义的价值观自然很快被抛弃了。

改革开放后，医疗卫生服务体现出了功利主义的公平观。

虽然以结果为导向的功利主义也不考虑个体的实际利益，不尊重每个个体，但与忽视增长的简单平均主义相比，强调追求整体效用的最大化，谋求"最多数人的最大的幸福"，允许将一部分人的利益作为手段换取更多人的利益。而这一时期的医疗卫生服务政策就体现出了功利主义平等观的以上弊病。在这个时期，经济增长是这一阶段首要目标和中心任务，其他政策和目标都需服务于经济建设。医疗卫生服务的"经济性"成为卫生体系的首要目标，医疗卫生服务被当作可以通过市场价格机制以及个人收入共同作用便可产生的"商品"。为取得整体健康卫生指标的增长，农村的医疗卫生服务发展落后甚至让位于城市医疗卫生服务发展。这直接极大损害了个体之间、城乡之间、区域之间医疗卫生服务的公平状况。这种情况直到2003年以后将健康确立为公民的基本权利而非商品的价值观后才有所改善。

四　法制性不足且受意识形态偏好影响显著

梳理影响中国医疗卫生服务改革的重大事件和政策，可以发现，长期以来，效力级别较低的制度形式占了很大比例。表6-1列举了中国几大医保制度和政策的建立过程。

表 6-1　　　　中国主要医保制度建立和改革过程

合作医疗	1952年东北等地自发兴起农民互助性的合作医疗，《人民日报》发文鼓励 1959年农村合作医疗制度，以农业合作化运动为依托，"大跃进"时期实行"大锅饭"式医疗 1965年毛泽东结合农村社会主义教育运动，发出"组织城市高级医务人员下农村和为农村培养医生"的号召，《人民日报》发文号召 1979年《农村合作医疗章程（试行草案）》多方面严格准入及管理

新农合	1996 年《中共中央、国务院关于卫生改革与发展的决定》明确筹资以个人投入为主，集体扶持，政府适当支持 2002 年发布《中共中央、国务院关于进一步加强农村卫生工作的决定》，新型农村合作医疗制度的试点工作就此在全国各地陆续展开 2003 国务院办公厅转发了卫生部、农业部、财政部联合发布的《关于建立新型农村合作医疗制度的意见》，新农合正式开始逐步建立
公费医疗	1952 年国务院发布《关于全国各级人民政府、党派、团体及所属事业单位的国家工作人员实行公费医疗预防的指示》，公费医疗制度正式建立 1984 年卫生部和财政部联合发出《关于进一步加强公费医疗管理的通知》 1989 年卫生部、财政部颁布了《关于公费医疗管理办法的通知》
劳保医疗	1951 年政务院发布《劳动保险条例》，随后劳保医疗建立 80 年代初开始，一些企业和地方开始自发地对传统职工医疗保障制度进行改革探索，如医疗费用定额包干或仅对超支部分按一定比例报销，以及实行医疗费用支付与个人利益挂钩的办法等
城镇职工医保	1994 年，国家体改委、财政部、劳动部、卫生部共同制定了《关于职工医疗制度改革的试点意见》 1998 年底国务院出台《关于建立城镇职工基本医疗保险制度的决定》，城镇职工医疗保险制度逐步建立
城镇居民医保等	2003 年劳动和社会保障部出台《关于城镇职工灵活就业人员参加医疗保险的指导意见》《关于推进混合所有制企业和非公有制经济组织从业人员参加医疗保险的意见》 2005 年国务院办公厅转发民政部、卫生部、劳动和社会保障部、财政部发布的《关于建立城市医疗救助制度试点工作的意见》 2006 年国务院出台《国务院关于解决农民工问题的若干意见》 2006 年劳动和社会保障部发布《关于开展农民工参加医疗保险专项扩面行动的通知》 2007 年国务院颁布《关于开展城镇居民医疗保险试点的指导意见》

管理政策	1979 年卫生部等三部委联合发出了《关于加强医院经济管理试点工作的通知》 1981 年卫生部下发了《医院经济管理暂行办法》和《关于加强卫生机构经济管理的意见》 1982 年卫生部颁布《全国医院工作条例》 1985 年国务院批转卫生部《关于卫生工作改革若干政策问题的报告》 1989 年国务院批转卫生部、财政部、人事部、国家物价局、国家税务局《关于扩大医疗卫生服务有关问题的意见》 1988 年国务院发布卫生部"三定"方案，1989 卫生部正式颁发实行医院分级管理的通知和办法 1992 年国务院下发《关于深化卫生医疗体制改革的几点意见》 1997 年中共中央、国务院出台《关于卫生改革与发展的决定》 2000 年转发国务院体改办、卫生部等 8 部委《关于城镇医药卫生体制改革的指导意见》，之后陆续出台了 13 个配套政策 2005 年发布《医院管理评价指南》 2009 年发布《中共中央国务院关于深化医药卫生体制改革的意见》 2009 年发布《医药卫生体制改革近期重点实施方案（2009—2011 年）》 2010 年发布《公立医院改革试点指导意见》 2015 年发布《关于推进分级诊疗制度建设的指导意见》 2016 年国务院印发《"健康中国 2030"规划纲要》 2017 年国务院办公厅印发《关于推进医疗联合体建设和发展的指导意见》《关于推进医疗联合体建设和发展的指导意见》《关于进一步深化基本医疗保险支付方式改革的指导意见》

　　按照《中华人民共和国立法法》，在中国的法律体系中，效力等级如下：（1）宪法具有最高的法律效力，一切法律、行政法规、地方性法规、自治条例和单行条例、规章都不得与宪法相抵触。（2）法律的效力高于行政法规、地方性法规、规章。行政法规的效力高于地方性法规、规章。（3）地方性法规的效力高于本级和下级地方政府规章。省、自治区的人民政府制定的规章的效力高于本行政区域内的较大的市的人民政

府制定的规章。（4）自治条例和单行条例依法对法律、行政法规、地方性法规作变通规定的，在本自治地方适用自治条例和单行条例的规定。经济特区法规根据授权对法律、行政法规、地方性法规作变通规定的，在本经济特区适用经济特区法规的规定。（5）部门规章之间、部门规章与地方政府规章之间具有同等效力，在各自权限范围内施行。（6）地方性法规与部门规章的效力没有具体规定。当地方性法规与部门规章之间对同一事项的规定不一致，不能确定如何适用时，由国务院提出意见，国务院认为应当适用地方性法规的，应当决定在该地方适用地方性法规的规定；认为应当适用部门规章的，应当提请全国人民代表大会常务委员会裁决。

从表6-1看出，新中国成立以来的医保制度的建立主要是通过"决定""条例""办法"等形式的行政法规、部门规章和"意见""通知"等形式的行政规范性文件来实现的。虽然与法律相比，行政法规、部门规章和规范性文件制定程序较简化，弹性空间大，灵活性和适应性较强，对及时应对医疗改革中的问题起到了一定积极作用，但与此同时，就法律效力的等级而言，行政法规、部门规章因其约束力和普适性不及法律，而行政规范性文件则程序不确定、形式多样且法律效力层级最低，因此其不稳定性和可变性是最高的。以这些形式确立医疗保障制度，相对法律确立的制度而言，其稳定性和强制性自然会弱一些，相应地对人民群众的健康保障力度也会小一些。

另外，在前两个时期，中国医疗卫生服务改革的公平受意识形态偏好和政治运动影响深刻。在改革开放前，"社会福利提供已经反映出官方意识形态的偏好，对那些居住在城市地区、在国有企业和政府工作的人提供了优惠待遇。这些重要群体被视为对促进工业化起着关键作用，并且是共产党的重要组成部分"[①]。新中国成立初基本确立了以"预防为主，卫生工作的重点放在保证生产建设和国防建设方面，面向农村、工矿，依靠群众，开展卫生保健工作"的卫生工作方针。在这一方针下，为保证从事生产建设和国防建设的人群健康，在城市很快建立公费医疗制度和劳保制度；而占据中国近90%人口的农村没有纳入中央自上而下的制度设计中。改革开放后，为加快现代化建设步伐，中央的主要精力集中在经济建设上，难以全面顾及民生问题，卫生工作的发展方向受到强烈影响，医疗卫生保障工作受到延误。

第二节　国际医疗卫生改革中公平的波动轨迹及特征

就在一百年前，现代意义上的有组织的卫生系统几乎是不存在的。[②] 19世纪末20世纪初，德国开始率先推行国家委托的社会保险模式。第一次世界大战后，类似的模式才逐渐传向欧洲和亚洲，医疗保险开始纳入比利时、挪威、英国、日本、丹麦、荷兰等国工人的保险中。但紧接着第二次世界大战的到

[①]　Saich T., *Providing Public Goods in Transitional China*，New York：Palgrave Macmillan，2008，p. 17.

[②]　世界卫生组织：《卫生系统：改进业绩》，人民卫生出版社2000年版，第13页。

来，多国被卷入战争，卫生基础和原有的卫生体系与计划受到了严重破坏。从这两个意义上说，第二次世界大战后的国际医疗卫生服务改革浪潮对中国而言，是具有可比性的。

如果将中国每次医疗卫生服务改革遇到的问题放到国际上看，可以发现，国际上诸多发达国家第二次世界大战后同样也面临过类似的问题，先后受到了全民覆盖、新公共管理、市场化等改革浪潮的席卷。然而，改革中公平的轨迹却并未出现中国式的剧烈钟摆。

戴维德·卡特勒（David Cutler）在2002年通过研究战后OECD国家，特别是G7国家的医疗卫生改革浪潮，提出国际上曾出现过三次医疗卫生改革潮流。第一次改革发生在第二次世界大战之后，以全民覆盖和平等可及性为特征。但也和中国一样，"由于对医疗服务的供给和需求，缺乏必要的限制措施，医疗卫生支出通常陷入赤字境地"。这就是20世纪60年代开始成本控制和定量配给改革浪潮的主要原因。

第二次改革，主要专注于医疗成本控制、定量配给和支出限额，但尽管如此，对医疗成本的规制也带来了新的两难问题，比如有限的供给与无限的需求之间的矛盾、效率低下、单次节省与长期的成本增长之间的矛盾等。因此，需要用一种新的方法来解决这些问题，这就出现了90年代的以激励和竞争为基础的第三次改革。

第三次改革浪潮出现了三种形式。在患者层面，日本、加拿大和德国等国通过提高患者获得医疗服务的成本，通过重新定价，将医疗成本转移到患者个人，减轻纳税人负担，从而减小了政府在医疗方面的支出。此外，这也降低了患者的医疗需求，节省了更多资源。另外一些国家，比如美国，则在医疗保险领域引入了竞争机制。他们希望通过加强保险领域的竞争，来提高国内医疗服务的提供效率，并节省成本。英国则在医疗服务提供者当中，引入激励机制。不过，不论是竞争机制，还是激励机制，都无法根本解决医疗卫生领域的公平问题。此外，"由于医疗服务越来越昂贵，公平和效率之间的权衡就会变得更加困难。世界各国如何平衡这三个因素——追求公平、效率目标和医疗成本上升——将预示着医疗服务系统未来几十年的趋势和走向"[1]。

卡特勒主要是从医疗服务整体改革的视角来划分这三次改革浪潮的。如果我们专注分析三次改革中公平的波动变化情况，再结合 2002 年后世界主要国家医疗卫生服务改革举措，我们可以总结出国际上几次医疗卫生服务改革浪潮中公平的波动特征。

一　医疗卫生服务公平状况波动小

始于 20 世纪 40 年代的第一次改革浪潮，同样是为了尽快从战争中恢复过来，大多数发达国家"都将全民覆盖视为多年部分覆盖和政府补贴医保的终极形式"。医疗服务被视为一种权利，而不是一种商品，它强调全民覆盖和公平可及性。1911 年，英国颁布《国家保险法案》，迈出了国家健康保险的第一步，1948 年，英国国民医疗健康体系建立，为全国所有合法居民提供医疗卫生服务的全民覆盖，且资金来源不再依赖

---

① Cutler D. M., "Equality, Efficiency, and Market Fundamentals: The Dynamics of International Medical—Care Reform", *Journal of Economic Literature*, Vol. 40, No. 3, 2002.

保险,而是更有保障的税收。在各国 1948 年签署的《世界人权宣言》第 25 条精神的指引下,其他国家也纷纷执行国家健康保险制度,旨在为全民提供负担得起的医疗卫生服务,只有美国没有认可其中关于"健康权"的社会和经济权利条款。

1958 年,日本也紧随医疗服务全民覆盖的潮流,实施了全国国民健康保险制度;加拿大 1966 年颁布《医疗法案》(Medical Care Act),并在 1971 年最后一个省确立了加拿大的公共资金资助的全民医疗保险制度 (Canada's Publicly Funded Universal Health Insurance System),实现了全民覆盖;意大利在 70 年代实现 90% 以上覆盖率;法国在 1978 年实现了全民医疗覆盖;德国也在 1981 年实现了 90% 以上的医疗卫生服务覆盖率。与此同时,医疗服务的提供也非常"慷慨"。在 80 年代前后,英国的医疗保险仅不包括牙科和视力保健服务;日本仅不包括疫苗接种和眼镜使用;而德国和意大利的医疗系统则无所不包。然而,这种广泛而慷慨的医疗覆盖制度因为医疗成本的急速增加、医疗需求的无限增长出现了由财务危机引起的不可持续性问题。

为应对财务上的危机,很多发达国家 60—80 年代的第二波改革,都通对医疗服务提供者进行控制、限额配给和支出上限等手段,来降低医疗成本。虽然因为有限的供给仍然无法满足无限的需求,这种策略效果不佳,但可及性公平方面并未受到太大影响,医保覆盖率仍保持在 90% 以上或是全民覆盖;在利用性和质量方面因医疗服务的需求增长过快,增加了排队时间,一定程度上影响了利用性和质量公平。到八九十年代,在新公共管理和市场化改革的深入影响下,从市场经济中学到的刺激措施策略受到广泛应用。德国 1989 年颁布卫生改革法案增加需方支付水平，适当减少部分医保覆盖服务范围；英国 1990 年颁布《国家保健服务和社区保健法案》（*National Health Service and Community Care Act*），全科医生变为拥有资金的全科医师（GP Fundholder），接收按他们提供服务人头付费的资金，而医院变为信托机构；加拿大 1991 年开始削减联邦对省的卫生费用支出；日本 1997 年大量增加了病人共同保险，取消了由国家制定药品价格的规定；意大利 1995 年立法允许人们选择社保体系外的私人健康保险。

　　市场激励的策略通过增加患者支出份额、削减医保覆盖的医疗卫生服务种类、在保险领域引入竞争等"约束需方，激励供方"的手段，有效降低和控制了医疗需求。但是这种策略对病人来说，一方面不可避免地缩窄了医疗卫生服务的普遍性；另一方面不同人可通过不同渠道获取医疗卫生提供者的市场做法，违背了长期以来医疗卫生系统应平等对待每个人的共同目标。而对医疗卫生服务和保险的提供者来说，医院竞争更大于合作，经济效益比以往更受到重视。英国 2013 年发生了震惊世界的公立医院最大丑闻，"斯塔福德医院的管理机构中斯塔福德郡国家医疗服务系统信托，把符合政府目标及节省成本看得比照顾病人更重要，导致 3 年当中有多达 1200 名病人枉死"[①]。面对不公平问题，越来越多的国家在追求医疗服务质量、成本控制和医疗服务效率的同时，开始重新反思改革，强调医疗系统的普适性和公平进入目标。即便是市场理念最为坚固，1948 年不签署《世界人权宣言》中关于公民健康权条

---

　　① 《英国公立医院最大丑闻：为省钱致 1200 名病人枉死》，2010 年 2 月 26 日，http：//health.sohu.com/20100226/n270447564.shtml。

款的美国，也逐渐意识到医疗卫生服务公平的重要性，于1993年提议建立全民覆盖的保险方案，经过十多年的努力终于在2010年签署医改法案，将把3000多万名无医保的美国人纳入医保体系，医保覆盖率将超过95%。

二 基本医疗保障体系较为稳定

虽然国际上多数国家自60年代以来医疗卫生服务系统经历了几次大的改革浪潮，但其基本医疗保障体系一直较为稳定，各国医疗覆盖率基本一直保持在90%以上；并且缩减的医保项目也并未触及影响生命健康和安全的项目，如加拿大缩减的项目多只限于牙医、视力保健等方面。因此，自始至终，多数发达国家都建立并保持了基本覆盖的医保体系的稳定，保障了医疗服务公平的基础。而基本医疗保障体系之所以能较为稳定，除经济发展水平的积极作用外，以下三方面是决定性因素。

第一，长期以来，对卫生健康的价值判断是权利而非物品。自从1948年各国签署《世界人权宣言》以来，公民的健康权被视为一项政府应予保障的基本人权。即便是在市场化改革时期，公民的基本医疗服务也未被视为"商品"，改革基本未触及涉及公民的基本医疗保障制度，公民的基本健康政策目标具有优先地位。

第二，医疗卫生服务的建立及改革所依据的法律地位高，大大降低了颠覆性改革及随意性改革的风险。各发达国家的医保制度的确立及其改革都是依据相关法律，效力等级高，在很大程度上避免了人治的随意性，以及基本医保制度受到颠覆性改革的风险。

第三，政府责任明晰，医疗卫生服务领域的政府与市场的作用并未发生替代关系。即便在医疗卫生服务领域实行了市场化改革，大多发达国家政府仍肩负着医疗卫生筹资公平的责任，并未将其交付给市场。据 2008 年《世界卫生统计》，2005 年政府卫生支出占总卫生支出的比例，英国、日本、德国、法国、意大利、加拿大分别为 87.1%、82.2%、76.9%、79.9%、76.6%、70.3%。G7 国家中卫生支出占 GDP 比例的平均水平从 60 年代到 90 年代一直在提高，1960 年、1970 年、1980 年、1990 年、1996 年分别为 4.2%、5.8%、7.4%、8.5%、9.4%。[①] 2005 年加拿大这一比例为 9.7%，美国高达 15.2%（如图 6-2 所示）。

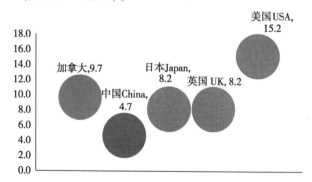

图 6-2 2005 年主要国家卫生费用支出占 GDP 比重情况
数据来源：2008 年《世界卫生统计》。

---

① Cutler D. M., "Equality, Efficiency, and Market Fundamentals: The Dynamics of International Medical‐Care Reform", *Journal of Economic Literature*, Vol. 40, No. 3, 2002.

第七章

"钟摆式"公平的动因分析

通过前两章对比国内外的医疗卫生服务公平的改革实践，我们发现两者在每个改革阶段，都面临过同样的问题，比如，资源匮乏、需求过剩、政府财政负担加重等。然而，在改革过程中，发达国家和中国却做出了不同的价值选择和应对措施，使改革中公平的摆幅程度出现了巨大差异。从改革结果看，在以英国为代表的全民免费模式和以美国为代表的保险市场模式的改革浪潮中，中国医疗卫生服务提供体系历经剧烈摆动，最终形成了独特的"国有的市场化体系"（State Owned Marketized System），[①] 虽为国有，实则市场化运作。可以发现，这一激烈的过程中，正式与非正式制度因素成为医疗卫生服务改革中公平摆动的不同推动力量；在正式与非正式制度的相互作用和推动下，市场逻辑与医疗卫生服务特性发生了更为剧烈的内在冲突；功利主义的发展理念与公民健康权的内在悖论被突出放大。

---

① 谢春艳、胡善联、丁汉升等：《英国卫生体系市场化改革引发的争议》，《卫生政策研究进展》2014 年第 4 期。

第一节　正式与非正式制度因素

新制度主义代表人物诺斯认为制度是"一个社会的游戏规则，或更正式地说是人类设计的构建人们相互行为的约束条件，它们由正式规则（成文法、普通法、规章）、非正式规则（习俗、行为、规则和自我约束的行为规范）以及两者执行的特征组成"①。在我们的社会生活中，正式制度与非正式制度两者以完全不同的激励机制和约束机制共同塑造、影响着人们的行为模式。正式制度通常是人们有意识地以法律、政府法令、规范性文件等正式成文的形式确立的，并由权力机构来保证实施；而非正式制度则多是受意识形态、道德伦理、传统习俗等影响的不成文的社会约定。

一　非正式制度因素的推动模式

在中国医疗卫生服务改革的第一阶段，以政治运动为形式，由意识形态主导的非正式制度因素很大程度上推动甚至决定了公平的发展方向和状况。

新中国成立初期，带领中国取得革命胜利的中国共产党及其组建的中央政府拥有极强的群众基础、极高的政治威望和号召力。面对极其匮乏的资源和庞大人口需求的剧烈矛盾，革命时期"只有中国共产党才能救中国"的政治信仰和对毛泽东

---

① ［美］道格拉斯·诺斯：《制度：制度变迁与经济绩效》，刘守英译，生活·读书·新知三联书店1994年版，第147页。

的领袖崇拜依然被全国人民坚定不移地奉行。因此，全国各级政府、社会组织和人民群众都极其拥护中央政府，特别是毛泽东提出的号召。

在中央政府提出新中国"面向工农兵，预防为主，团结中西医，卫生工作与群众运动相结合"的卫生工作的四大方针后，并为应对抗美援朝时期的细菌战争，在毛泽东和中央政府的号召下，全国迅速展开了爱国卫生运动、"除四害"运动等卫生运动。在抗美援朝粉碎美帝细菌战争期间，在中央防疫委员会的领导下，各地迅速掀起的群众性卫生运动规模之大，参加人数之多，收效之显著，都是空前的。仅半年里，全国就清除垃圾 1500 多万吨，疏通渠道 28 万公里，新建改建厕所490 万个，改建水井 130 万眼。共扑鼠 4400 多万只，消灭蚊、蝇、蚤共 200 多万斤。还填平了一大批污水坑塘。① 广大城乡的卫生面貌不仅有了不同程度的改善，减少了疾病，提高了人民健康水平，而且还移风易俗，使广大民众养成了讲卫生的好习惯。

此类政治运动对困难时期迅速及时解决急性基本卫生问题产生了关键作用，似乎对解决困难时期和艰苦条件下的问题成效显著。而政治运动也更进一步巩固了意识形态的制度偏好和政治动员的作用，促发了更大范围的卫生运动。政治运动被赋予了与正式制度相当甚至更高的期待。在积贫积弱、缺医少药、人口众多的农村，先后通过"农业互助合作化运动"所形成的农村合作医疗，以及"文化大革命"时期的"上山下

---

① 王硕：《三次改造龙须沟换新颜》，2011 年 5 月 31 日，http：//dangshi.people.com.cn/GB/14787628.html。

乡""巡回医疗队"等运动产生的"赤脚医生",再一次在正式制度不足的情况下成功解决了农村的基本医疗问题。

然而,政治运动对解决短期具体问题的效用,并不意味着其也能对更为本质的、长期的、普遍性问题产生正面效应。相反,改革开放前中国政治运动的内在特征和潜在风险决定了政治运动越激烈,反弹越严重的后果。

第一,严重依赖中央集权主义和个人领袖威权,导致政治运动具有随意性和临时性,难以保证改革结果的持续性。1965年,随着毛泽东作出"把医疗卫生工作的重点放到农村去"的指示,并发出"组织城市高级医务人员下农村和为农村培养医生"的号召后,经过十年"文化大革命"各级政府的大力迅速推进,农村合作医疗取得令世界瞩目的成就。但由于农村合作医疗实质上是"文化大革命"等政治运动的附属物,其目的是迎合政治上的需要,而非医疗卫生服务的真实需要,以致片面追求与生产力水平不相符的免费医疗和平均主义。随着"文化大革命"的结束、领导人的代际更迭以及不符生产力水平的医疗服务分配方式,导致合作医疗在70年代末80年代快速萎缩,直至坍塌。

第二,意识形态主导下的政治运动制度扩张态势难以掌控。50年代初,随着农业合作化运动进入高潮,农村合作医疗有了较大的发展,多地农村相继建立了一批由农业合作社兴办的保健站和医疗站。但1956年随着"大跃进运动"的兴起,这种集体合作社在"大跃进"时期被公社取代了。公社包揽了农业、经济、政治、军事、卫生、社会福利所有工作,变成农村版的城市小社会工作场所,扮演了主要福利提供者和基础免费产品提供者角色。为迎合政治意识形态的需要和宣扬政治功绩，农村合作医疗走向了简单平均主义的极端，出现了吃大锅饭的现象，农民看病不花钱，医药费从集体公积金中列支，并且公社的数量从最初的2400个发展到74000个。这种需方缺乏约束机制，供方缺乏增长手段的简单平均主义很快发现是不现实、难以为继的，没坚持多久，许多卫生站就因经费困难而停办。

第三，社会主义体制阵营影响深刻。1917年布尔什维克革命以后，苏联颁布法令，规定医疗保护应向全体人民提供，这种完全中央化并且由国家控制的模式是最早的先例。[1] 而苏联作为社会主义阵营的领头羊，一方面，其制度模式和社会主义理念得到其他社会主义阵营国家的纷纷热烈效仿；另一方面，五六十年代资本主义制度和社会主义制度两大阵营的敌我对立，使苏联更加积极地加强对社会主义阵营国家各方面的渗透和干预，标榜社会主义制度的优越性与特殊性。在此大背景下，新中国成立初的医疗卫生服务的改革与发展体现出过度迎合社会主义体制意识形态，忽视自身国情的特点。

第四，对普遍性问题难以形成长期效应。由于政治运动下的农村合作医疗针对的是农村缺医少药的眼前迫切问题，其解决机制缺乏系统性和战略性。农村合作医疗缺乏稳定资金来源的制度设计和保障，卫生人才资源也未形成制度化的长期补给机制，这是导致"文化大革命"结束后运行十多年的农村合作医疗迅速崩塌的重要原因。

---

① 世界卫生组织：《卫生系统：改进业绩》，人民卫生出版社2000年版，第12页。

　　第五，历史积累因素和现实发展战略，一定程度奠定了医疗卫生服务城乡不公平的二元格局。新中国成立前夕，1949年2月8日，中央军委下发了《关于部队在整训中的任务给邓（小平）、陈（毅）等的指示》，提出"今后将一反过去二十年先乡村后城市的方式，而改变为先城市后乡村的方式。军队不但是一个战斗力量，而且主要地是一个工作队。军队干部应全体学会接受城市和管理城市……善于管理工业和商业，管理学校、报纸、通讯社和广播电台，善于处理外交事务，善于处理各民主党派人民团体的问题，善于调剂城市与乡村的关系，解决粮食煤炭和其他必需品的问题，善于处理金融和财政问题"[1]。紧接着，为尽早摆脱积贫积弱的经济生产状况，1949年3月，中共七届二中全会提出党的工作重心由乡村移到城市，并提出要把消费的城市变成生产的城市。为此，《人民日报》于1949年3月17日发表题为"把消费城市变为生产城市"的社论。社论指出：随着革命战争的胜利发展，我们已经解放并将继续解放许多大城市，为适应这种情况的变化，必须把过去先乡村后城市的做法改变为先城市后乡村。把城市工作做好的中心环节是迅速发展和恢复城市生产，把消费城市变为生产城市。[2] 之后，为保障城市生产，加上国民党时期城市医疗卫生服务建设已有一定基础，因此，在当时物资紧缺的中国，包括医疗卫生服务在内的多种公共服务或福利优先放在了

---

　　① 《中央军委关于部队在整训中的任务——给邓陈的指示》，1949年，国家档案局中央档案馆藏（http://www.saac.gov.cn/zt/2009-02/08/content_2761.htm）。

　　② 《把消费城市变为生产城市》，《人民日报》1949年3月17日第1版。

城市，这在客观上一定程度加剧了城乡医疗卫生服务的差距。

二　正式制度因素的推动模式

"政府的政策导向，它影响政府投资卫生保健的意愿；另一个是政府的汲取能力，它影响政府投资卫生保健的能力。"①在中国医疗卫生服务改革的第二阶段，无论是正式制度中所体现的政策导向还是其安排下造成的汲取能力，都显示出中国这一时期的公平价值观和公平状况剧烈摆向钟摆的另一端。

（一）以经济增长为中心，卫生政策制定优先权长期偏低

为解决"文化大革命"时期遗留的财政赤字、改变经济发展的落后形势，改革开放后，决策者当时优先考虑的是快速的经济增长而不是社会平等和民生服务。1978 年中共十一届三中全会决定将全党工作重心转到社会主义现代化建设上来。并通过财政改革、人事改革等"放权让利"的形式刺激地方政府发展经济的积极性。1980 年，国务院颁发《关于实行"划分收支、分级包干"的财政管理体制的暂行规定》，中央和地方财政关系由"大锅饭"体制转变为"分灶吃饭"体制，允许地方政府以收定支，拥有统筹安排地方财力的自主权。虽然这一制度调动了地方积极性和推动了经济发展，但同时也极大地刺激了地方以经济发展为核心的政策目标追求，各地卫生事业发展让位于地方经济发展。与此同时，"财政包干"制度也使得各地区发展相对独立，地区经济差距日益拉大，在这一时期收入对卫生健康状况具有决定性作用的情况下，进一步加

---

① 王绍光、何焕荣、乐园：《政策导向、汲取能力与卫生公平》，《中国社会科学》2005 年第 6 期。

剧了各地区卫生状况的差距。更重要的是，中央放权让利的"财政包干"制度也大大削减了中央的财政收入，严重制约了中央的宏观调控能力，即便中央政府有调控制定卫生政策的意愿，也没有相应的财政能力。

为了扭转中央财政的被动局面，1994 年开始进行分税制改革，将财政收入划分为中央税、地方税和中央与地方共享税，但分税制"只花费中央和地方的收入，而未系统调整政府间的财政责任；巨大的基数返还对发达地区有利，而不利于落后地区，加上中央一般性的转移支付规模有限，地区间财政资源的巨大差异性事实上也在不断扩大，导致了地区经济发展的差异和个人间收入分配的不平等在加剧"①。收入和资源不平等的加剧使卫生不公平性进一步扩大了。

（二）中国医疗卫生服务制度及改革的法律效力等级地位偏低

新中国成立以来的医保制度的建立主要是通过"决定""条例""办法"等形式的行政法规、部门规章和"意见""通知"等形式的行政规范性文件来实现的。虽然与法律相比，行政法规、部门规章和规范性文件制定程序较简化，弹性空间大，灵活性和适应性较强，对及时应对医疗改革中的问题起到了一定积极作用，但与此同时，就法律效力的等级而言，行政法规、部门规章因其约束力和普适性不及法律，而行政规范性文件则程序不确定、形式多样且法律效力层级最低，因此其不稳定性和可变性是最高的。以这些形式确立医疗保障制

---

① 周黎安：《转型中的地方政府：官员激励与治理》，格致出版社、上海人民出版社 2008 年版，第 177 页。

度,相对法律确立的制度而言,其稳定性和强制性自然会弱一些,相应地对人民群众的健康保障力度也有限。

(三)地方官员的晋升考核激励机制进一步促使了政府责任的"市场化"趋向

"中国虽然是一个行政体制上高度集权的国家,但因为在传统上中央把几乎所有的事物均委托地方政府具体实施,事权高度集中于地方政府,中央离开了地方几乎无法独立做任何事情,这本身就形成了中央和地方的一种合作和利益制衡机制。"[1] 这在很大程度上要求中央对地方政府官员实施强有力的约束激励机制,确保地方政府有力贯彻中央政府的制度和政策。晋升机制无疑是最能牵动官员神经的一种方法。

20世纪80年代起,为激励地方政府积极履行中央以经济建设为中心的国家战略,地方政府官员的政绩考核以GDP发展速度为最重要的指标,加之GDP在政绩考核指标中操作简单、易于量化比较等特点,使GDP几乎成为地方官员的唯一考核标准。在GDP的指挥棒下,各地均向GDP看齐,医疗卫生服务等社会民生发展指标未被有效纳入激励约束机制当中。周黎安等人运用中国改革以来的省级水平的数据进一步证明了地方经济绩效对官员升迁的显著关系,发现省级官员的升迁概率与省区GDP的增长率呈显著的正相关关系,而且,中央在考核地方官员的绩效时理性地运用相对绩效评估的方法来减少

---

① 周黎安:《转型中的地方政府:官员激励与治理》,格致出版社、上海人民出版社2008年版,第11页。

绩效考核的误差，增加其可能的激励效果。① 在中央到地方集中力量搞经济发展，医疗卫生等社会发展目标指标未纳入官员激励约束考核体系，地方政府自然将医疗卫生等社会发展责任甩给市场，造成了政府责任的"市场化"趋向。

第二节 市场逻辑与医疗卫生服务特性的内在冲突

"医疗卫生的本质是，作为反映人们健康状况的医疗卫生产品，不应该受到个人支付能力、公共财政预算、信息不足和医疗卫生市场缺陷的限制。"② 然而，随着改革开放市场化改革的深入，强调"个人责任""个人投入"以及"市场规则"的市场张力从中央到地方在各个公共服务领域不断扩大，公共服务的目标诉求发生了巨大变化，经济效益成为医疗卫生服务的首要目标；在财政压力和利益驱使以及市场及政府双重失灵下，医疗费用价格飙升，扭曲了人民群众对医疗卫生服务的真实需求。

一 市场激励机制下被扭曲的医疗卫生服务的目标诉求

（一）经济效益跃升为医疗卫生服务改革的第一目标诉求

"文化大革命"后，全国本已短缺的卫生资源和医保制度

---

① 周黎安：《中国地方官员的晋升锦标赛模式研究》，《经济研究》2007年第7期。

② Aday L. A. , *Evaluating the Healthcare System*：*Effectiveness*，*Efficiency*，*and Equity*（3rd ed. ），Chicago：Health Administration Press，2004，p. 123.

受到过度损耗，财政赤字压力巨大。70 年代末 80 年代初，国家希望通过运用经济手段对医疗卫生服务的供方进行改革，以缓解卫生资源短缺和投入不足问题。1979 年，当时的卫生部部长钱信忠在接受采访时提出"运用经济手段管理卫生事业"，全国卫生厅局长会议提出"卫生工作重点转移到医疗卫生现代化建设上，建设全国三分之一重点县"①。同年，卫生部等三部委联合发出《关于加强医院经济管理试点工作的通知》，1981 年卫生部发布《医院经济管理暂行办法》和《关于加强卫生机构经济管理的意见》，开始重点扭转卫生机构不善于经营核算的局面，卫生经济效率受到重视。同时开始允许个体行医，初步尝试多种所有制形式并存的医疗服务机构，期望缓解国家对医疗卫生服务投入不足的问题。

随着中共十二届三中全会通过《中共中央关于经济体制改革的决定》，经济体制改革全面推进，"放权让利、提高经济发展积极性"的改革思想深入渗透到卫生等领域。1985 年，以"放权让利，扩大医院自主权"为核心的医改正式启动，希望通过市场激励机制增加需方付费和扩大供方自主权，动员一切社会力量进一步激励供方的积极性，主动应对财政问题。当年国务院批转卫生部《关于卫生工作改革若干政策问题的报告》，强调要"放宽政策，简政放权，多方集资，开阔发展卫生事业的路子"，医疗卫生机构转型就此启动。1988 年卫生部的"三定"方案（即定职能、定机构、定编制）要求对直

---

① 新华网：《中国医疗卫生体制改革 30 年进程——分析存在的问题》，2008 年 10 月 8 日，http：//news. xinhuanet. com/politics/2008-10/08/content_ 10163502. htm。

属企事业单位由直接管理转向间接管理。1989 年国务院批转的《关于扩大医疗卫生服务有关问题的意见》提出了五条市场激励的具体途径：第一，积极推行各种形式的承包责任制；第二，开展有偿业余服务；第三，进一步调整医疗卫生服务收费标准；第四，卫生预防保健单位开展有偿服务；第五，卫生事业单位实行"以副补主""以工助医"。此外还强调"给予卫生产业企业三年免税政策，积极发展卫生产业"。1992 年，国务院下发的《关于深化卫生改革的几点意见》则提出"支持有条件的单位办成经济实体或实行企业化管理，做到自主经营、自负盈亏"。卫生部贯彻文件提出"建设靠国家，吃饭靠自己"的精神，在卫生部门工作会议中要求医院要在"以工助医、以副补主"等方面取得新成绩。在卫生产业化改革过程中，20 世纪 90 年代末一些地方开始公开拍卖、出售乡镇卫生院和地方的国有医院。

这一阶段的医改"只给政策不给钱"并强调供方管理和运行机制的市场化改革，严重忽视了医疗卫生服务的性质，简单模仿国企改革，医院管理体制、运行机制正式转型走向市场化的同时，经济效益成为医疗机构的首要改革目标诉求，对医疗机构公益性作用的发挥影响越来越严重。随后，虽然政府和学界进行了多次关于卫生事业市场化改革的激烈争论和调查探索，但市场化医改方向并未发生转变，市场张力不断扩大，追求经济效益忽视公平的问题在医疗卫生服务领域持续发酵和激化。

（二）市场及政府双重失灵，医院公益目标淡化

为追求经济效益目标，一方面国有企业逐渐剥离职工卫生

福利职能，政府投入占卫生总费用的比重仍逐年下降，而新医疗保险制度建立缓慢；另一方面，为在逐年锐减的政府拨款下求生存，同时也受经济效益的驱使，自主权增大的公立医院不断提高诊疗费用和药品费用，医院的公益目标淡化，"看病难看病贵"成为改革开放后极为突出的社会公平问题。

1978 年以前，超过 50% 的公立医院收入来自政府预算，到 20 世纪 90 年代末，政府补贴比重仅占医院收入的 6%。[①]和国有企业一样，医院同样需要自负盈亏，自力更生解决财政问题。因此，在主要财政收入来源骤减的情况下，为了生存，医院不得不自我创收来支付职工工资、购买设备和维护运营。因此，医院财政收入构成发生了根本性转变，医院自我创收成为其最主要的收入来源。

在如何实现自我创收的问题上，一方面，医疗服务的特性使其难以受到市场价格机制的有效控制，在财政压力和经济效益的驱动下，促进了医疗费用的激增。在市场中，商品的价格取决于两个因素——商品的价值和这种商品在市场上的供求状况。而商品价格在市场中是否合理则需取决于这两个因素信息对买卖双方足够对称，以及买卖双方的交易行为是否是自愿选择。但是医疗服务的专业性决定了医患双方高度不对称的信息。作为生病求诊的患者，对自己的病情、治疗和用药完全依赖医生的专业知识和指导，并没有自愿选择医疗服务的信息能力和机会。因此，医疗机构作为"卖方"具有绝对的优势地位，在无外力的约束条件下，有动机也有能力通过市场对医疗

---

① 王绍光、何焕荣、乐园：《政策导向、汲取能力与卫生公平》，《中国社会科学》2005 年第 6 期。

服务价格无效的控制机制随意获利。

另一方面，政府市场化政策和相关监管制度的欠缺进一步助长了医疗费用的飙升。"即便是在市场化最发达的体系中，政府在一些市场无法承担风险或存在市场失灵的地方，以及市民社会组织无法覆盖的地方仍起到提供支持的关键作用。尤其是在市场被扭曲、充满信息不对称和市民社会力量薄弱的环境里。"[1] 然而，从上述市场化改革进程中可发现，在探索践行市场理念和手段的过程中，政府在高估了市场的能力和作用范围的同时，低估了医疗服务内在特性，并未肩负起应有的监督责任，政府责任也"市场化"了。加大医院自主权、积极扶持卫生产业等市场化政策的出台却未及时配套相应的监管政策，20世纪80年代前期，医疗费用收入和药品收入分别仅占医院总收入的28.19%和37.17%；20世纪80年代中期以后，这两部分的收入总和已经达到医院总收入的80%—90%。[2] 其中1992年医院自我创收中，医药费比例占到58.7%。2003年，患者对医院"无不满意"的比例还不足一半，降至44.32%，而造成不满意的因素中，患者对医疗费用最不满意，达到33.18%；而对门诊服务"无不满意"的比例占57%，最不满意的因素仍是医疗费用。

二 市场价格机制失灵下被扭曲的健康需求

如前文所述，在失灵的市场价格机制下，医疗服务价格畸

① Saich T. , *Providing Public Goods in Transitional China* , New York: Palgrave Macmillan, 2008, p. 5.

② 王绍光、何焕荣、乐园：《政策导向、汲取能力与卫生公平》，《中国社会科学》2005年第6期。

高不下。第三次国家卫生服务调查数据显示，1993—2003年十年间，门诊医疗费用上涨十分明显。扣除物价上涨因素（按消费指数进行调整），2003年城乡每一门诊医疗费用比1993年增加1.17倍，比1998年增加了87.5%。其中，城市和农村每一门诊医疗费用分别比1993年增加1.45和1.25倍，比1998年分别增加85%、100%。另外，住院医疗费用上涨也比较明显。扣除物价上涨因素（按消费指数进行调整），城乡每一住院医疗费用比1993年增加1.47倍，比1998年增加了67.2%。其中，城市和农村每一住院医疗费用分别比1993年增加1.60和1.69倍，比1998年分别增加77%、74%。而住院费用和门诊费用后五年的增长速度尤其剧烈。

医疗价格激增的同时，政府却迟迟未肩负起基本医疗保障的责任，在第二阶段政府对卫生费用的投入比例逐年降低，部分基本医疗保险制度存在了近20年的真空期。在农村，20世纪80年代起农村合作医疗就名存实亡了，而新型农村合作医疗直到2003年才初步建立，1998年占全国六七成人口的农村地区无医保率高达87.3%；在城市，国有企业大规模实行"减员增效，下岗分流"的改革，众多职工下岗失业，城市低收入人群大幅增多。在"以个人为主"的医保投入模式下，低收入人群因经济困难享受不到基本卫生服务。同时，随着农村人口流动政策的放开，农村1.5亿剩余劳动力转移到城镇，长期缺乏相应的医保制度。1998年全国无医保人群高达76.4%。这一阶段的医保覆盖率公平性状况跌到历史低值。

激增的医疗费用、骤降的医保覆盖率和"以个人为主"的支付方式大大扭曲了人民群众对医疗卫生服务的真实需求。

2003 年的两周患病未就诊比例从 1993 年的 37.6%上升至 47.9%;而在两周患病未治疗的原因中,近四成是因为经济困难。而从未住院的原因分析,1993 年城市地区居民未住院中由于经济困难的比重由 17.3%增加到 39.8%,农村由 57.3%增加到 58.8%。2003 年经济原因是应住院未住院的首要原因,城市 56.1%的人因为经济原因应住院未住院,农村的这一比例高达 75.4%。再从出院情况看,病愈医生要求出院的正常情况只占 46.6%,自己要求出院的比例高达 43.3%,而自己要求出院的原因中超过七成是因为经济困难。可见,激增的医疗费用和欠缺的医保制度严重扭曲了人民群众对医疗卫生的真实需求,影响其健康状况。

第三节 功利主义与公民健康权的内在悖论

正如美国一位重要的保健经济学理论家福克斯(Victor F. Fuchs)所简要表述的那样,"生活中最艰难的选择不是必须在好与恶之间做出选择。最难的是在好与好之间强行做出决策";而"必须选择、牺牲对其他人的一些主要价值标准,这被证明是人类困境的一个永久特征"①。功利主义的价值观对大多数国家的医疗卫生服务政策而言,就是这样一种必须强行做出"选择"和"牺牲"的价值观。

---

① 〔匈〕雅诺什·科尔奈、翁笙和:《转轨中的福利、选择和一致性:东欧国家卫生部门改革》,罗淑锦等译,中信出版社 2003 年版,第 35 页。

一 功利主义的集体优先论与个人权利平等观的价值冲突

强调社会总体利益、总体幸福最大化的功利主义，在对一国政策、政权赢得多数人支持方面具有独特优势，因此长期以来是许多国家公共政策决策和评价的重要依据；同时，从总体效益的角度出发，一方面功利主义在推进改革和衡量政策成果方面具有相对简易的操作性；另一方面从健康结果和效用的角度看，最多和更多的人获得健康才能提高总人口的身体素质，因此，许多国家的医疗卫生服务改革是具有功利主义倾向的。

为达成总体利益的最大化，功利主义提倡采用简单加总的办法。将每个个人平等对待，加总所有个体的幸福从而得到总体的幸福，个体效用之和即为总体效用。功利主义不考虑一个人行为的动机与手段，仅考虑一个行为的结果对最大幸福或最大利益的影响。能增加最大幸福或利益的即是善；反之即为恶。因此不论什么人，只要他的行为能促进总体效用的提升那么就是值得鼓励的。在这个逻辑下，如果健康和医疗卫生服务的特殊性未受到重视，那么在集体优先论下，牺牲一部分人健康换取另一部分人的健康是被允许的，自然会与强调"每个公民都享有健康的基本权利"的个人基本权利平等观发生价值冲突。

中国医疗卫生服务改革的第二阶段明显体现了这一价值性冲突。在这一阶段，与经济上极不均衡的增长特征相似，中国医疗卫生服务、健康的总体平均水平虽增长显著，但差距明显。由于医疗卫生服务和健康的特性未受到应有重视，与经济中"一部分人、一部分地区先富起来"的现象相一致，医疗卫生服务也体现出"一部分人、一部分地区先好起来"的特点。2003 年，医院床位数最多的省（山东 21.6 万张）是最少省（西藏 0.6 万张）的 36 倍；卫生机构人员数山东省是西藏的 35 倍；而 1982 年，这两项指标的差距分别为 30 倍（湖北132545 张①，西藏 4396 张）和 27 倍（山东 235970 人，西藏8732 人）。20 年间，地区间的医疗卫生服务资源差距不断加大。同时，健康状况方面的差距也未得到扭转，2000 年平均预期寿命最高的上海为 78.14 岁，比平均预期寿命最低的西藏高 13.77 岁。

这里还需要指出的是，虽然在中国医疗卫生服务改革的第三阶段和一些发达国家的改革过程中，并未明显看到功利主义总体效用观与个人权利平等观的剧烈价值冲突，但这并不能说明这些改革政策没有功利主义价值的体现。相反的是，没有任何一国放弃用功利主义的总体效用来衡量或指导改革，市场化的改革手段仍然起着重要作用。只是在这一阶段这些国家，功利主义的价值观及其方式受到了相应的制衡。这将在下一章进行具体讨论。

二 功利主义结果导向的陷阱

功利主义最受诟病的是一切以结果为导向，往往忽视了程序的公正性。"每一项开支决策既是一种分配又是一种排除。

---

① 四川未列算在内，因 1982 年重庆还未成立直辖市，还纳入四川省中统一计算，与 2003 年统计口径不一致。

它直接或间接地决定谁将失去某些医疗保健服务。"① 因此，公正的程序对医疗卫生服务分配决策而言至关重要。然而，功利主义强调用成本—效益法让使效益最大化的政策替代效益较小的政策，政策决策者通常运用市场来分配医疗卫生服务。这就不可避免地在涉及"谁的效益应被计算在内""应算多少合适""实际操作中又该如何计算"这三大问题时，功利主义必须要把一部分人作为改革的手段，而另一部分人作为改革结果的获利者，即必须通过牺牲一部分人的利益来换取另一部分人的利益。

在市场化改革被引入前，意识形态作为一种约束力量约束着过于不平等的分配政策的增加。② 而在市场化改革后，政府陷入对"增长崇拜"的功利主义陷阱，不愿在那些看起来是非生产型的投资项目中花费重要资源，使得包括医疗卫生服务政策在内的社会福利政策服从于经济发展。在市场中，健康被视为一种普通的商品，按照市场效率的逻辑对其进行分配。但较市场中的普通商品而言，医疗卫生服务具有较为严重的信息不对称性、较高的风险和不确定性、自然垄断等特性，使得医疗卫生服务市场远不能满足实现市场帕累托最优的条件，市场配置失灵。

在市场配置失灵的不公正分配程序下，由收入决定健康购买能力必然会造成低收入者与高收入者间健康不公平问题。不

---

① ［匈］雅诺什·科尔奈、翁笙和：《转轨中的福利、选择和一致性：东欧国家卫生部门改革》，罗淑锦等译，中信出版社2003年版，第2页。

② Saich T., *Providing Public Goods in Transitional China*, New York：Palgrave Macmillan, 2008, p. 26.

论健康需求如何，高收入人群往往比低收入人群拥有更多更好的医疗卫生服务资源，而低收入人群的健康状况却因经济原因越来越差。

健康在本质上是一项权利，权利则要求人人平等，这必然与要求市场效率的商品发生本质冲突。强调权利平等的过程正义必然会掉入基于个人财富，通过市场交易健康的功利主义结果陷阱中。

第八章

"钟摆基点"的回归与可持续发展

围绕什么是公平的医疗卫生服务，如何恰当运用政府、市场和社会的手段，以及如何促进医疗卫生服务公平的可持续发展这三大问题，新中国较其他发达国家而言，在探索这些答案的过程中，公平的价值观、实际状况发生了剧烈的波动，付出了巨大代价。

第一节 钟摆的警示

通过对新中国成立以来医疗卫生服务沿革历史的考察和分析，发现中国医疗卫生服务改革出现了"钟摆式"公平的特点。即（1）中国医疗卫生服务改革过程中公平的价值基点先后经历了"集体平均主义"公平观（1949—1979 年）和"功利主义"公平观两个"钟摆端点"，以及向基本权利公平观的"钟摆中心点"的回调过程（2003 年至今）。（2）推动钟摆前两次摆动的驱动力分别来自以政治运动、市场化改革为主的两大力量。基于政治运动的公平具有摆幅剧烈且反弹性大，基本保障体系不稳定且可持续性差的特点，体现了公平、效率与增长，政府、市场与社会两大关系的失衡，使社会付出了巨大代价。而不成熟的市场化改革，使市场逻辑与医疗卫生服务特性的内在冲突加剧了"钟摆"的摆动幅度，而功利主义与公民健康权的内在悖论又增加了改革的不可持续性；公平、效率与增长，政府、市场与社会两大关系再度失衡。（3）改革的价值取向、驱动力和方式是造成医疗卫生公平价值观和公平值偏离钟摆中心点的"外力"，偏离幅度越大，则相应的反弹张力也越大。若无适当外力介入制衡，推动钟摆回归中心点，这种摆动和反弹将会难以避免地持续下去。

需要进一步探讨的是，中国与西方行政改革历史上管理主义与宪政主义间的"钟摆"不同，也与国内学者提出的公平与效率间的"钟摆"有所区别，中国医疗卫生服务历史沿革并非是管理主义与宪政主义的摆动，其中的公平也并未与效率发生必然的钟摆替代关系。在历史沿革中，中国医疗卫生服务公平状况与经济增长的关系可用图8-1的四个象限表示。

在第一次"钟摆"阶段的集体平均主义公平观下，政府倾向于为集体中每位成员提供平等且趋于免费的医疗卫生服务。这在当时极其困难的条件下，以独特的方式创造了世界卫生发展的神话，其公平性和效果得到了世界卫生组织、人民群众的高度赞誉。然而需要客观看待的是，这一阶段的公平具有其历史特性和局限性。在当时物资稀缺的客观情况下，提供医疗卫生服务的标准是基于"集体单位"的划分，不区分卫生需要实际状况的差异，容易在分配时造成资源浪费与资源缺乏同时发生，并容易扭曲经济领域的激励机制，存在不尊重多元主义和民主的风险。在这一公平观下，归属于不同集体的人只能获得不同的医疗卫生服务。在政府、企事业单位工作的城市人口要比农村人口享有更多更好的医疗卫生资源和服务。然而人们在主观上却普遍认为自己享受的医疗卫生服务是公平的。这与当时严格限制人口流动的户籍制度以及与集体单位高度捆绑的福利体制密切相关。因而，这一时期的公平是一种有限的公平，只限于基础医疗卫生服务的平等，并受社会体制、意识形态和个人的主观价值判断的强烈影响。

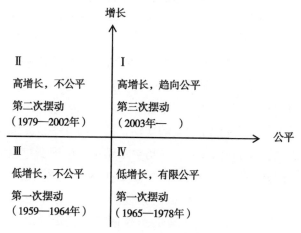

图 8-1　中国医疗卫生服务公平与经济增长的关系①

在钟摆摆向功利主义公平观的阶段，效率被拔高到与公平

---

①　此处中国经济增长采用世界银行公布的中国 1961—2011 年 GDP 增长率以及密歇根中国数据库公布的 1953—1961 年 GDP 增长率，根据计算，历年 GDP 增长率均值为 8.4%。本书将低于平均值的增长年份称为中国经济低增长阶段；相应地，高于平均值增长年份为中国经济高增长阶段。因"大跃进"时期数据可信度较差，因而不计入时期段分析；改革开放前时期又按"文化大革命"时间段进行了细分。而公平状况则根据前文第三至五章的分析评价情况做出概括。

相当甚至更高的价值地位，经济效率甚至严重侵蚀了基本医疗卫生服务，收入不平等造成医疗卫生服务不公平的现象严重。这就需要我们思考效率到底应扮演什么角色？效率是增长的手段还是发展追求的价值？

本书认为，在涉及基本权利时，将效率提升为与公平对等的价值或优于公平的价值，具有极高的风险。从发达国家的经验和第三次钟摆的回调过程可以看出，始终维护基本权利的平等应作为医疗卫生服务公平的价值基点，以制衡其他价值观的改革。

基本价值观和价值体系的重要性还体现在，公共服务系统由两个基本点构建：一是意识形态和价值体系决定了什么人获得什么水平、多少时间的福利，以及何种类型的不平等可被接受；二是经济结构和经济发展水平影响可选择福利的种类。[①] 从历史沿革过程可以看出，意识形态很大程度上设定了国家医疗卫生服务的偏好；国家对医疗卫生服务改革、公民健康的价值判断和选择，在根本上直接影响了什么人、多少人可以获得什么样的医疗卫生服务。

第二节 回归"价值基点"的改革路径

一 健康与经济社会发展

促进与保护健康对于人类福祉和经济与社会持续发展不可

---

① Saich T., *Providing Public Goods in Transitional China*, New York: Palgrave Macmillan, 2008, p. 24.

或缺。30多年前《阿拉木图宣言》的签署国已经强调了这一点。该宣言指出，"人人享有卫生保健"不仅有利于提高生活质量，同时也有利于世界和平与安全。[①] 只有形成"健康是一种权利，而不是一种商品"的价值判断时，才能保证在不同的改革手段下，公平的波动不会如钟摆般剧烈。基本医疗保险体系在任何时候都应得到保证。效率永远不能成为舍弃公平的理由，或者成为公平的等价物。从国际经验看，大多发达国家将健康视为人类的基本权利之一，不论医疗体系的差别有多大，都在医疗支出方面保证了较高的比例。

尽管其医疗保险体系因效率问题不断改革，但它们的基本医疗保险体系和全民医疗保险体系从来没有崩溃过，或被根本改变。换句话说，效率从未取代过公平。然而，从近几十年来中国发展中的表现看，中国并没有维护好基本医疗体系，为完成设定的政治目标，将经济发展放在了医疗服务的优先位置。中国的医疗支出占 GDP 比重增长非常缓慢，1978 年该比重为3%；33 年后，到 2011 年这一比重才首次达到5%。与发达国家相比，甚至与一些低收入国家相比，中国在这方面都还存着巨大的差距。高收入国家医疗支出占 GDP 的平均比重为8.1%，为中国的 1.6 倍。美国和加拿大的这一比例更高。而金砖四国中，巴西和印度分别为9%和8.9%。即使是低收入国家的平均水平也达到了 6.2%。在改革历经几十年的钟摆后，或许未来更需要反思的是，"如何努力发展社会服务和预防保健体系、健康促进，并且实现社会服务领域与卫生体系的整

① 世界卫生组织：《卫生系统筹资：实现全民覆盖的道路》，人民卫生出版社 2010 年版。

合,而不是求助于市场化与私有化"。

二 改革原则的权衡

权衡改革的各项原则,是构建可持续发展的基本医疗卫生体系的基本前提。价值基点的维护还需要在改革中权衡各个要素,尽管这些要素在某些方面可能是相冲突的,但它们对改革都同样重要。科尔奈曾经典系统地从伦理道德、机构与协调机制到理想配置等方面提出了卫生改革的九大原则,即个人权利、一致性、竞争性、有效激励、政府新角色、透明性、改革方案时间充裕、和谐增长以及可持续融资原则。[①]这些原则是我们构建可持续发展的、公平的医疗卫生体系必须慎重考虑和综合权衡的。

另外,在中国医疗卫生服务改革中,还需特别注意结合历史中推动钟摆摆动的动因,从真实需要出发,提高基本医疗保障的法律效力等级,设置政府官员有效激励机制,平衡正式制度与非正式制度在改革中灵活性与稳定性的关系。中国在医疗服务的钟摆式改革过程中,1949—1978年先是受到了强烈的意识形态和政治运动的推动,第二轮改革也是源于强有力的政府行为。可见政府在这两次改革中都居于主导地位。当我们在思考为什么发达国家政府没有进行激进的医疗服务改革的时候,我们可以发现它们的基本医疗体系非常稳定,并受到法律的保护,这些法律可以限制政府的一些损害医疗体系的行为。因此,大多数情况下,这些国家都只是推行渐进式的改革,或

---

① 参见[匈]雅诺什·科尔奈、翁笙和《转轨中的福利、选择和一致性:东欧国家卫生部门改革》,罗淑锦等译,中信出版社2003年版,第15—34页。

者是在现实问题压力下做出一些调整。

三 改革浪潮中的路径抉择与民主决策

面对席卷全球的市场化改革和新公共管理运动，在追捧市场运作逻辑所带来效率的同时，理性反思、批判市场逻辑的缺陷，是全面评价或学习其中任何一场改革所必需的。可以清楚地看到：不能因市场改革之"得"就天真地信奉"市场能解决所有问题"；也不能因市场改革之"失"就简单地责怪"所有问题都由市场造成"。对同样深处市场化改革浪潮的中国医疗卫生服务等公共服务改革而言，改革目标和政府职责的设定变得尤为重要。一方面，市场化改革的目标设定必须多元，并体现公共服务特性。市场效率是改革的必要标准，但绝不能成为唯一目标。改革需要尊重市场逻辑，同时更应重视公共服务自身的发展逻辑。另一方面，加强政府对医疗卫生服务的基本保障与监督，研究设计制衡市场逻辑的相应制度，弥补市场逻辑的先天缺陷。"没有市场是万万不能的"，但"市场更不是万能的"。这就决定了政府在公共服务改革中仅仅对公共服务直接管理权"让位"是不够的，更应警惕和避免政府在保障与监督公共服务公平、社会公正时的"缺位"。需要政府在改革启动前预估市场逻辑可能带来的问题，在目标完整明细的基础上，明确各方责任机制，加强监督力度进行更加精细、精准的管理。

但如何在改革浪潮中维护基本价值、防止激进改革方案对基本价值的侵蚀，是改革路径抉择的方法难题。从英国等国的改革进程看，民主决策机制是保障改革正确抉择的必要因素。

虽国情不一、决策体制不同，但民主决策的要素却是具有共性的。其中，多样的改革方案、科学的论证与广泛的社会参与是重要因素。2003年后中国价值回归的卫生改革，在此方面开始了有益探索。2006年国务院成立了由十一个部委组成的医改协调小组着手制定新医改政策。与以往主责部门出台医改方案不同，此次医改在决策思路上进行了创新，通过探索广泛民主决策途径提高决策质量成为新医改亮点。2007年年初，医改协调小组委托六家研究机构对医改进行独立、平行研究并提出建议；随后研究机构增加至九家，分别给出改革方案；2008年10月14日《关于深化医药卫生体制改革的意见（征求意见稿）》开始在网络上征求意见；2009年1月新医改方案获原则通过，4月《中共中央、国务院关于深化医药卫生体制改革的意见》《医药卫生体制改革近期重点实施方案（2009—2011年）》公布，提出"建立健全覆盖城乡居民的基本医疗卫生制度，为群众提供安全、有效、方便、价廉的医疗卫生服务"的总体目标，"人人享有基本医疗卫生服务"的价值共识最终形成。然而，改革是个长期持续的过程，任何国家的医改均非一蹴而就。接下来如何进一步改进民主决策机制，特别在事中事后改革评估、管理持续改进等方面探索建立系统有效的改革决策辅助机制，是防止"钟摆式"公平现象再度发生的重要任务。

四 改革议程中的利益相关者

从英国对待医疗卫生服务"准市场化"的历史进程可以看出，民众、专家、医院、政府、媒体等不同群体在整个过程中的改革呼声和观点争锋，是制衡市场力量、避免改革走向偏激、形成和维护改革基本原则的价值共识、实现民主科学决策、保障民众基本权益的重要途径。"一个在国会为争取预算而辩护的卫生部长，一个力图平衡对国库的多种要求的财政部长，一个因为寻求更多床位的压力而苦恼的医院院长，一个刚刚用光抗生素的卫生中心医生或护士，一个寻找故事的新闻编辑，一个为其两岁病儿寻求治疗的母亲，一个为提供更好的服务而游说国会议员的压力集团，所有这些人都将有他们自己的看法。我们在世界卫生组织工作的人员必须帮助所有这些有关人员达到一种平衡的判断。"① 应对复杂的利益诉求，不仅是世界卫生组织，更是各个国家医疗卫生服务在确定价值基点后推进改革的首要难题。

但从另一个意义上说，平衡得当的利益诉求，不仅能够增强对利益相关者需求的回应力，增进程序的公正，也能够达成改革共识，形成责任共担的风险意识和强力有效的激励机制，顺利推进改革进程。而平衡利益诉求的基础在于赋予利益相关者各方平等参与的权利，以及信息的透明和充分传播。科尔奈在透明性原则中具体指出，"世界各地对税收和国家支出之间关系的理解是含糊或扭曲的，但财政幻觉在社会主义社会尤其显著，那里的人们数十年来一直被灌输医疗保险是免费的思想。一旦居民了解确实是纳税人支付所有的国家服务，并能正

---

① 世界卫生组织：《卫生系统：改进业绩》，人民卫生出版社 2000 年版，第12 页。

确地评估支付规模，可以相信，对分散化改革的抵制将迅速瓦解"①。

　　最后，还需在今后研究中进一步讨论的是关于医疗卫生服务基本价值基点的发展问题。理论总是源于现实又超前于现实。从政治哲学平等理论的发展来看，基于权利的公平并非是完美唯一的。德沃金等人曾批评罗尔斯基于平等权利的分配观点既不"敏于志向"也不"钝于禀赋"，提出了资源平等的理论；阿玛蒂亚·森则认为资源平等、机会平等、福利平等等理论都只是关注了人们达到幸福的手段，而这些手段易于忽视个体间可行能力的差异，不一定能达成幸福或福利功能这一最终目的，因此提出关键是功能性能力平等的观点；马修的"尊严理论"则强调了正当程序作为独立价值的重要性，在他看来"尊严价值"（Dignitary Values）包括"平等""可预测性""透明性""理性""参与""隐私"等方面……阿瑟·奥肯在其著作《平等与效率：重大的抉择》中也经典地阐释了权利的辩证维度。"权利的范围是制衡市场的一部分力量，它用来保护金钱无法表明的某些价值。这些多样化的机制使市场受到约束，同时使社会不致变成一台巨大的自动售货机。它们是把社会联结在一起的黏合剂。必须有专门而详尽的规则来约束市场对平等权利的基本侵犯，其中包括规定金钱不应购买的东西。……（然而）权利的分配强调平等，甚至不惜以公正和自由为代价；简而言之，权利的范围是不折不扣的对追求经济

---

　　① ［匈］雅诺什·科尔奈、翁笙和：《转轨中的福利、选择和一致性：东欧国家卫生部门改革》，罗淑锦等译，中信出版社2003年版，第28—29页。

效率的侵犯。"① 因此，在多大范围上限定基本权利？又需使用何种方法让这一范围之外的权利"敏于志向""钝于禀赋"，是今后研究不得不深入讨论的问题。

① ［美］奥肯·阿瑟：《平等与效率：重大的抉择》，王奔洲译，华夏出版社 2010 年版，第 12—16 页。

参 考 文 献

一 中文部分

（一）专著

1. 柏良泽等：《公共服务的体系构建和制度安排研究》，中国人事出版社 2008 年版。

2. 薄贵利：《政府管理创新前沿问题研究》，人民出版社 2008 年版。

3. 曹现强：《当代英国公共服务改革研究》，山东人民出版社 2009 年版。

4. 陈干全：《公共服务民营化及其政府管理研究》，安徽大学出版社 2008 年版。

5. 杜乐勋等：《中国医疗卫生发展报告（2009）》，社会科学文献出版社 2009 年版。

6. 范柏乃、蓝志勇：《公共管理研究与定量分析方法》，科学出版社 2008 年版。

7. 葛延风、贡森等：《中国医改：问题·根源·出路》，中国发展出版社 2007 年版。

8. 顾昕、高梦滔、姚洋：《诊断与处方：直面中国医疗体制改革》，社会科学文献出版社 2006 年版。

9. 郭济：《行政哲学导论》，黑龙江人民出版社 2003 年版。

10. 何显明：《市场化进程中的地方政府行为逻辑》，人民出版社 2008 年版。

11. 胡鞍钢、王绍光：《政府与市场》，中国计划出版社 2000 年版。

12. 胡象明：《政策与行政——过程及其理论》，北京航空航天大学出版社 2008 年版。

13. 胡杨：《管理与服务中国公共事业改革 30 年》，郑州大学出版社 2008 年版。

14. 句华：《公共服务中的市场机制——理论、方式和技术》，北京大学出版社 2006 年版。

15. 李景鹏：《权力政治学》，黑龙江教育出版社 1995 年版。

16. 李军鹏：《公共服务型政府》，北京大学出版社 2004 年版。

17. 李玲、江宇等：《中国公立医院改革 问题、对策和出路》，社会科学文献出版社 2012 年版。

18. 厉以宁：《超越市场与超越政府：论道德力量在经济中的作用》，经济科学出版社 1999 年版。

19. 刘民权、顾昕、王曲：《健康的价值与健康不平等》，中国人民大学出版社 2010 年版。

20. 刘淑妍：《公众参与导向的城市治理：利益相关者分析视角》，同济大学出版社 2010 年版。

21. 林毅夫：《中国的奇迹：发展战略与经济改革》，生活·读书·新知三联书店 2002 年版。

22. 孟庆跃、严非：《中国城市卫生服务公平与效率评价研究》，山东大学出版社 2005 年版。

23. 彭和平等编译：《国外公共行政理论精选》，中共中央党校出版社 1997 年版。

24. 时和兴：《关系、限度、制度：政治发展过程中的国家与社会》，北京大学出版社 1996 年版。

25. 唐兴霖：《公共行政学：历史与思想》，中山大学出版社 2000 年版。

26. 世界卫生组织：《卫生系统：改进业绩》，人民卫生出版社 2000 年版。

27. 世界卫生组织：《卫生系统筹资：实现全民覆盖的道路》，人民卫生出版社 2010 年版。

28. 世界银行东亚与太平洋地区减贫与经济管理局：《中国：深化事业单位改革改善公共服务提供》，中信出版社 2005 年版。

29. 卫生部统计信息中心：《卫生改革专题调查研究：第三次国家卫生服务调查社会学评估报告》，中国协和医科大学出版社 2004 年版。

30. 卫生部统计信息中心：《中国基层卫生服务研究：第四次国家卫生服务调查专题研究报告（1）》，中国协和医科大学出版社 2009 年版。

31. 卫生部统计信息中心：《中国医患关系调查研究：第四次国家卫生服务调查专题研究报告（2）》，中国协和医科大学出版社 2010 年版。

32. 王浦劬、［美］莱斯特·萨拉蒙等：《政府向社会组织购买公共服务研究——中国与全球经验分析》，北京大学出版社 2010 年版。

33. 吴郁琴：《公共卫生视野下的国家政治与社会变迁：以民国时期江西及苏区为中心》，中国社会科学出版社 2012 年版。

34. 吴大英、沈蕴芳：《西方国家政府制度比较研究》，社会科学文献出版社 1995 年版。

35. 谢庆奎等：《中国政府体制分析》，中国广播电视出版社 1995 年版。

36. 谢宇：《回归分析》，社会科学文献出版社 2010 年版。

37. 袁方、王汉生：《社会研究方法教程》，北京大学出版社 1997 年版。

38. 曾昭宁：《公平与效率：中国走向现代化的抉择》，石油大学出版社 1994 年版。

39. 赵成根：《新公共管理改革：不断塑造新的平衡》，北京大学出版社 2007 年版。

40. 张国庆：《公共行政学（第三版）》，北京大学出版社 2007 年版。

41. 张国庆：《典范与良政》，北京大学出版社 2010 年版。

42. 张国庆：《公共政策分析》，复旦大学出版社 2004 年版。

43. 张建民：《公共管理研究方法》，中国人民大学出版社 2012 年版。

44. 张涛甫：《公共服务与中国发展》，上海人民出版社

2008 年版。

45. 张耘：《北京公共服务发展报告》，社会科学文献出版社 2008 年版。

46. 中华人民共和国卫生部编：《2004 年中国卫生统计年鉴》，中国协和医科大学出版社 2004 年版。

47. 中国卫生年鉴编辑委员会编：《1983 年中国卫生年鉴》，人民卫生出版社 1983 年版。

48. 周黎安：《转型中的地方政府：官员激励与治理》，格致出版社、上海人民出版社 2008 年版。

49. 周志忍：《政府管理的行与知》，北京大学出版社 2008 年版。

50. 朱光磊：《当代中国政府过程》，天津人民出版社 1997 年版。

51. 左然、周志忍、毛寿龙编译：《新兴现代化国家行政改革研究》，国家行政学院出版社 1999 年版。

（二）译著

1. ［印］阿玛蒂亚·森：《正义的理念》，王磊等译，中国人民大学出版社 2012 年版。

2. ［美］安瓦·沙：《公共服务提供》，孟华译，清华大学出版社 2009 年版。

3. ［美］奥肯·阿瑟：《平等与效率：重大的抉择》，王奔洲译，华夏出版社 2010 年版。

4. ［美］埃莉诺·奥斯特罗姆：《制度激励和可持续发展》，陈幽泓译，生活·读书·新知三联书店 2000 年版。

5. ［美］埃莉诺·奥斯特罗姆：《公共事务的治理之道：

集体行动制度的演进》，余逊达等译，上海译文出版社 2012年版。

6. ［英］保罗·乔伊斯：《公共服务战略管理》，张文礼等译，清华大学出版社 2008 年版。

7. ［美］戴维·奥斯本：《改革政府——企业家精神如何改革公营部门》，周敦仁译，上海译文出版社 2006 年版。

8. ［美］戴维·罗森布鲁姆等：《公共行政学：管理、政治和法律的途径》，张成福等译，中国人民大学出版社 2002年版。

9. ［美］丹尼尔·耶金、约瑟夫·斯坦尼斯罗：《制高点——重建现代世界的政府与市场之争》，段宏等译，外文出版社 2000 年版。

10. ［美］道格拉斯·诺斯：《制度、制度变迁与经济绩效》，刘守英译，上海三联书店出版社 1994 年版。

11. ［美］E. S. 萨瓦斯：《民营化与公私部门的伙伴关系》，周志忍译，中国人民大学出版社 2002 年版。

12. ［美］傅高义：《邓小平时代》，冯克利译，生活·读书·新知三联书店 2013 年版。

13. ［英］G. A. 柯亨：《自我所有、自由和平等》，李朝晖译，东方出版社 2008 年版。

14. ［英］乔治·伯恩：《公共管理改革评价理论与实践》，张强等译，清华大学出版社 2008 年版。

15. ［美］乔治·弗雷德里克森：《公共行政的精神》，张成福等译，中国人民大学出版社 2013 年版。

16. ［美］珍妮特·V. 登哈特、罗伯特·B. 登哈特：《新公共服务：服务而不是掌舵》，方兴等译，中国人民大学出版社 2004 年版。

17. ［英］卡尔·波兰尼：《大转型：我们时代的政治与经济起源》，冯钢等译，浙江人民出版社 2007 年版。

18. ［英］克里斯托弗·波利特、［比］海尔特·鲍克尔特：《公共管理改革——比较分析》，夏镇平译，上海译文出版社 2003 年版。

19. ［英］罗布·巴戈特：《解析医疗卫生政策》，赵万里等译，格致出版社、上海人民出版社 2012 年版。

20. ［美］罗纳德·德沃金：《至上的美德：平等的理论与实践》，冯克利译，江苏人民出版社 2007 年版。

21. ［美］迈克尔·桑德尔：《金钱不能买什么》，邓正来译，中信出版社 2012 年版。

22. ［英］莫西洛斯、迪克森等：《医疗保障筹资：欧洲的选择》，张晓等译，中国劳动社会保障出版社 2009 年版。

23. ［美］尼古拉斯·巴尔、大卫·怀恩斯：《福利经济学前沿问题》，贺晓波等译，中国税务出版社 2000 年版。

24. ［英］菲利普·海恩斯：《公共服务管理的复杂性》，孙健译，清华大学出版社 2008 年版。

25. ［美］R. 爱德华·弗里曼：《战略管理——利益相关者方法》，王彦华等译，上海译文出版社 2006 年版。

26. ［美］塞缪尔·亨廷顿：《变革社会中的政治秩序》，王冠华等译，上海人民出版社 2008 年版。

27. ［美］史蒂文·科恩、威廉·埃米克：《新有效公共管理者：在变革的政府中追求成功》，王巧玲译，中国人民大学出版社 2001 年版。

28. ［匈］雅诺什·科尔奈、翁笙和：《转轨中的福利、选择和一致性：东欧国家卫生部门改革》，罗淑锦等译，中信出版社 2003 年版。

29. ［美］约翰·罗尔斯：《正义论》（修订版），何怀宏、何包钢、廖申白译，中国社会科学出版社 2009 年版。

30. ［美］约翰·罗尔斯：《作为公平的正义：正义新论》，姚大志译，中国社会科学出版社 2011 年版。

31. ［美］约瑟夫·E. 斯蒂格利茨：《政府为什么干预经济》，郑秉文译，中国物资出版社 1998 年版。

32. ［美］詹姆斯·W. 费斯勒、唐纳德·F. 凯特尔：《行政过程中的政治：公共行政学新论》，陈振明等译，中国人民大学出版社 2002 年版。

33. ［英］朱利安·勒·格兰勒：《另一只无形的手通过选择与竞争提升公共服务》，韩波译，新华出版社 2010 年版。

（三）论文

1. 柏良泽：《"公共服务"界说》，《中国行政管理》2008 年第 2 期。

2. 白亭义：《公平正义取向下的公共服务改革——基于十七大精神的教育均等化问题的探讨》，《决策与信息（财经观察）》2008 年第 12 期。

3. 班晓娜：《公平与效率：对中国医疗保险体制改革可持续发展问题的思考》，《辽宁师范大学学报》（社会科学版）2009 年第 4 期。

4. 蔡天新：《新中国成立以来我国农村合作医疗制度的发展历程》，《党的文献》2009 年第 3 期。

5. 陈红太、李严昌：《中国服务型政府的四种模式》，《中国行政管理》2007 年第 7 期。

6. 陈家应、龚幼龙、亚非：《卫生服务体制改革中的公平与效率》，《中华医院管理杂志》2001 年第 12 期。

7. 陈亮、袁蕙芸：《医疗服务公平与效率实现途径的理论探讨》，《医学与哲学》2004 年第 6 期。

8. 陈振明：《公共部门战略管理途径的特征、过程和作用》，《厦门大学学报》（哲学社会科学版）2004 年第 3 期。

9. 陈叶盛：《英国医疗保障制度现状、问题及改革》，《兰州学刊》2007 年第 8 期。

10. 程伟、刘雅芳、田旭升：《医疗改革：效率与公平能否对等》，《医学与哲学》（人文社会医学版）2006 年第 1 期。

11. 迟心志、翟强：《医疗公平与效率是多层面的对立统一与互动关系》，《卫生经济研究》2007 年第 5 期。

12. 董亮、赵翊武：《转变政府职能构建和谐社会——公平正义取向下的政府公共服务改革探讨》，《知识经济》2008 年第 12 期。

13. 段丁强：《医疗保健领域公平价值理念的选择与实现》，《卫生经济研究》2009 年第 11 期。

14. 段丁强：《医疗保健公平：价值理念选择与实现路径》，《中国卫生经济》2010 年第 2 期。

15. 范时杰：《公共服务市场的战略分析》，《广东行政学院学报》2009 年第 4 期。

16. 房莉杰：《理解"新医改"的困境："十二五"医改回顾》，《国家行政学院学报》2016 年第 2 期。

17. 方福前、吕文慧：《从社会福利函数的演进看我国公平问题》，《天津社会科学》2007 年第 3 期。

18. 顾丽梅：《英、美、新加坡公共服务模式比较研究——理论、模式及其变迁》，《浙江学刊》2008 年第 5 期。

19. 顾昕：《全球性医疗体制改革的大趋势》，《中国社会科学》2005 年第 6 期。

20. 国家行政学院课题组：《关于公共服务体系和服务型政府建设的几个问题》（上），《国家行政学院学报》2008 年第 4 期。

21. 韩衍顺、郑真：《医疗资源配置公平与效率文献综述》，《商业文化》（学术版）2009 年第 2 期。

22. 何国忠、罗五金、肖嵩：《综合卫生公平理论在卫生政策评价中的应用分析》，《医学与社会》2006 年第 12 期。

23. 淮建军、刘新梅：《公共服务研究：文献综述》，《中国行政管理》2007 年第 7 期。

24. 黄思桂、石文静：《卫生服务公平的内涵界定与政策分析》，《中国卫生事业管理》2003 年第 12 期。

25. 纪玉山、李晓林：《我国医疗服务领域公平问题的经济学分析》，《工业技术经济》2006 年第 5 期。

26. 贾生华、陈宏辉：《利益相关者的界定方法述评》，《外国经济与管理》2002 年第 5 期。

27. 蒋谨慎、修江帆：《罗尔斯正义观视角中的医疗公平问题探析》，《医学与社会》2008 年第 8 期。

28. 井明霞、刘军、秦江梅等：《乌鲁木齐市居民卫生服务公平性的评价》，《石河子大学学报》（自然科学版）2003年第1期。

29. 兰迎春：《对卫生服务公平与效率问题的思考》，《卫生经济研究》2001年第8期。

30. 梁维萍、郑建中、韩颖、贺鹭：《健康与卫生保健的公平性及其测量方法评介》，《中国农村卫生事业管理》2007年第10期。

31. 刘典恩、姜晓宁：《我国医疗不公平及其原因探讨》，《中国医学伦理学》2006年第6期。

32. 刘典恩：《论卫生资源分配与医疗公平中的政府责任》，《中国卫生事业管理》2007年第7期。

33. 刘厚金：《我国政府公共服务的体制分析及其路径选择》，《上海行政学院学报》2011年第1期。

34. 刘继同：《卫生资源的四次分配机制与分配性公平卫生改革模式的战略思考》，《中国卫生经济》2006年第2期。

35. 刘继同：《英国医疗卫生改革运动的历史经验与核心争论》，《人文杂志》2005年第2期。

36. 刘激扬：《公共卫生资源公平配置的伦理学研究》，《中南大学》2008年第12期。

37. 刘激扬、田勇泉：《论公共卫生资源公平配置的政府责任》，《求索》2008年第2期。

38. 刘利：《利益相关者理论的形成与缺陷》，《中国石油大学学报》（社会科学版）2009年第1期。

39. 刘薇：《我国"基本公共服务"理论研究述评》，《经济研究参考》2010 年第 16 期。

40. 刘耀东、施雪华：《钟摆效应？抑或融合效应？——从新公共管理到新公共服务的价值变迁》，《晋阳学刊》2010 年第 5 期。

41. 刘晓苏：《国外公共服务供给模式及其对我国的启示》，《长白学刊》2008 年第 6 期。

42. 刘远立、费朝晖：《论卫生保健的公平与效率》，《医学与社会》1998 年第 3 期。

43. 卢山冰：《利益相关者基本范式研究》，《西北大学学报》（哲学社会科学版）2008 年第 3 期。

44. 罗娟：《我国医疗卫生服务体制改革问题分析——基于公平与效率视域的分析》，《劳动保障世界》2008 年第 11 期。

45. 李春：《新中国成立以来公共服务模式转型分析》，《中共天津市委党校学报》2010 年第 2 期。

46. 李春林：《论基于公共物品的社会福利函数》，《学习与探索》2007 年第 5 期。

47. 李芬、金春林、王力男等：《世界银行卫生筹资公平研究框架及应用》，《卫生经济研究》2012 年第 5 期。

48. 李凤圣：《论公平》，《哲学研究》1995 年第 11 期。

49. 李光宇：《论正式制度与非正式制度的差异与链接》，《法制与社会发展》2009 年第 3 期。

50. 李军鹏：《政府公共服务模式：国际比较与中国的选择》，《新视野》2004 年第 6 期。

51. 李妙颜：《解读"钟摆理论"》，《行政论坛》2005 年第 3 期。

52. 李少冬、仲伟俊：《中国医疗服务公平与效率问题的实证研究》，《管理世界》2006 年第 5 期。

53. 李廷：《中国医疗公平问题研究》，《山东大学学报》2008 年第 1 期。

54. 李心合：《面向可持续发展的利益相关者管理》，《当代财经》2001 年第 1 期。

55. 李维安、王世权：《利益相关者治理理论研究脉络及其进展探析》，《外国经济与管理》2007 年第 4 期。

56. 马庆钰：《公共服务的几个基本理论问题》，《中共中央党校学报》2005 年第 1 期。

57. 马振江：《论卫生领域效率和公平的特殊性》，《医学与哲学》1999 年第 5 期。

58. 孟庆跃：《中国卫生保健体制改革与健康公平》，《中国卫生经济》2007 年第 1 期。

59. 孟庆跃：《我国卫生筹资体制的公平、效率和可持续发展问题》，《卫生经济研究》2007 年第 4 期。

60. 孟玮、杨士保、谭红专等：《湖南省洞庭湖洪灾区卫生服务公平性研究》，《中国卫生事业管理》2003 年第 3 期。

61. 莫京梁、翟东华：《医疗保健的公平与效率分析》，《经济研究》1997 年第 5 期。

62. 娜拉、毕力夫：《我国医疗保障中公平与效率的平衡机制研究》，《科学管理研究》2009 年第 3 期。

63. 潘鸿雁：《公共服务社会化的三方合作研究——以上海市徐汇区养老服务社会化为例》，《中共中央党校学报》

2010 年第 1 期。

64. 钱亚芳、张莹莹:《医疗服务公平与公民健康权平等保护的实现》,《中国农村卫生事业管理》2006 年第 7 期。

65. 沈荣华:《提高政府公共服务能力的思路选择》,《中国行政管理》2004 年第 1 期。

66. 世界卫生组织:《关于卫生不公平现象及其根源的十个事实》,《中国卫生政策研究》2011 年第 11 期。

67. 宋彭:《公共服务的使命与实现——兼论公共服务市场化及其误区》,《陕西行政学院学报》2011 年第 1 期。

68. 宋世明:《西方公共服务市场化对中国行政改革的启示》,《理论学刊》1999 年第 3 期。

69. 孙晓莉:《中国公共服务改革:理念与战略重点》,《中国人民大学学报》2004 年第 5 期。

70. 陶万辉:《公平观与公平的概念界定》,《哲学研究》1996 年第 4 期。

71. 田家华、王忠:《论公共服务型政府模式的构建》,《湖北社会科学》2004 年第 11 期。

72. 田维:《对卫生领域公平与效率的再认识》,《卫生经济研究》2001 年第 12 期。

73. 童伟:《公共服务市场化:政府管理改革的切入点》,《宏观经济管理》2007 年第 9 期。

74. 王鸿勇、陈立谨、徐媛:《卫生服务公平的逻辑分析与政策选择》,《中国卫生资源》2004 年第 2 期。

75. 王绍光、何焕荣、乐园:《政策导向、汲取能力与卫生公平》,《中国社会科学》2005 年第 6 期。

76. 王盼:《卫生服务的公平与效率》,《中国卫生经济》1998 年第 11 期。

77. 王文科:《公共卫生资源配置的政府决策与公平》,《中国医学伦理学》2007 年第 1 期。

78. 王燕:《公平与效率视角下的医疗保障模式研究》,《复旦大学》2009 年第 2 期。

79. 崷怡、贺加:《新医改背景下卫生资源配置制度伦理研究——以效率与公平的平衡为视角》,《中国医学伦理学》2012 年第 2 期。

80. 温传富:《论政府转型与社会管理体制创新》,《理论学刊》2005 年第 9 期。

81. 星一、郭岩:《健康公平的研究进展》,《国外医学(医院管理分册)》1999 年第 4 期。

82. 吴静、靳蕾、任爱国等:《21 个县卫生保健服务利用公平性及变化趋势》,《中国生育健康杂志》2003 年第 1 期。

83. 席保玲、陈在余、马爱霞:《中国农村医疗筹资公平研究文献综述》,《中国卫生产业》2012 年第 18 期。

84. 谢春艳、胡善联、丁汉升等:《英国卫生体系市场化改革引发的争议》,《卫生政策研究进展》2014 年第 4 期。

85. 谢利平:《基于公平理论的服务补救研究》,《吉林大学》2008 年第 11 期。

86. 许桂清:《论政府的公共服务管理》,《沈阳师范大学学报(社会科学版)》2006 年第 6 期。

87. 徐梦秋:《公平的类别与公平中的比例》,《中国社会科学》2001 年第 1 期。

88. 薛秦香、高建民：《卫生服务提供的公平与效率评价》，《中国卫生经济》2002 年第 4 期。

89. 洋龙：《平等与公平、正义、公正之比较》，《文史哲》2004 年第 4 期。

90. 杨发祥、胡兵：《公共服务的体制性张力及其反思》，《华东理工大学学报》（社会科学版）2010 年第 5 期。

91. 杨慧、朱汉平：《公平正义：公共服务均等化的核心价值追求》，《经济研究导刊》2011 年第 33 期。

92. 杨瑞龙、周业安：《论利益相关者合作逻辑下的企业共同治理机制》，《中国工业经济》1998 年第 1 期。

93. 袁菁华：《卫生公平——全面小康社会的公共政策选择》，《卫生经济研究》2004 年第 6 期。

94. 曾国安：《论中国居民收入差距的特点、成因及对策》，《中国地质大学学报》（社会科学版）2001 年第 4 期。

95. 张斌：《卫生资源分配中的效率与公平》，《山东医科大学学报》（社会科学版）1999 年第 4 期。

96. 张罗漫、张鹭鹭、胡善联、魏颖、傅征：《论医院医疗服务供给的效率与公平》，《中华医院管理杂志》2000 年第 5 期。

97. 张桢等：《公共服务领域中的竞争与合作》，《华东经济管理》2005 年第 10 期。

98. 赵大鹏：《公共服务市场化改革的困境及其对策探析》，《长白学刊》2009 年第 6 期。

99. 赵峰：《卫生事业发展与公平的伦理》，《医学与哲学》2003 年第 7 期。

100. 赵峰：《论卫生服务的公平与效率问题》，《中国医学伦理学》2003 年第 4 期。

101. 赵小丽：《社会福利函数在确定医改政策目标中的应用》，《北京联合大学学报》（人文社会科学版）2004 年第 2 期。

102. 赵云：《卫生领域公平与效率并重式发展模式构建研究》，《中国卫生经济》2010 年第 9 期。

103. 赵云：《卫生事业发展过程中公平与效率的关系形态与演进路径分析》，《卫生经济研究》2010 年第 11 期。

104. 周恩来政府管理学院课题组：《公共服务型政府建设问题研究分析》，《南开学报》（哲学社会科学版）2005 年第 5 期。

105. 周黎安：《中国地方官员的晋升锦标赛模式研究》，《经济研究》2007 年第 7 期。

106. 周良荣：《中国卫生部门改革：公平、效率和可持续性发展》，《医学与社会》2000 年第 4 期。

107. 周梅芳：《卫生资源配置与卫生服务的公平》，《医学与社会》2001 年第 4 期。

108. 周向红、陈伟荣：《医疗卫生政策中公平与效率的权衡》，《中国医院院长》2006 年第 10 期。

109. 周志忍：《认识市场化改革的新视角》，《中国行政管理》2009 年第 3 期。

110. 周志忍：《深化行政改革需要深入思考的三个问题》，《中国行政管理》2010 年第 1 期。

111. 朱伟、田庆丰、朱洪彪：《河南省农村地区卫生服务公平性研究》，《卫生经济研究》2001年第1期。

112. 朱伟：《卫生资源公平分配：权利的视角》，《伦理学研究》2009年第1期。

（四）其他

1. 柏雪：《卫生正义的思考：推进我国全民基本医疗保险制度改革研究》，博士学位论文，苏州大学，2015年。

2. 胡锦涛：《坚定不移沿着中国特色社会主义道路前进为全面建成小康社会而奋斗——在中国共产党第十八次全国代表大会上的报告》，2012年11月19日，http：//www.xj.xin-huanet.com/2012-11/19/c_ 113722546. htm。

3. 刘厚金：《我国政府转型进程中的公共服务研究》，博士学位论文，华东师范大学，2007年。

4. 马伟宁：《英国国家卫生制度及其对我国基本医疗卫生制度改革的启示》，硕士学位论文，浙江大学，2009年。

5. 社论：《把消费城市变为生产城市》，《人民日报》1949年3月17日。

6. 王俊秀：《国务院发展研究中心称我国医改工作基本不成功》，2005年7月29日，http：//www.china.com.cn/chinese/jingji/927424. htm。

7. 王倩：《中国与全球卫生资源的比较研究》，硕士学位论文，北京协和医学院，2013年。

8. 王硕：《三次改造龙须沟换新颜》，2011年5月31日，http：//dangshi.people.com.cn/GB/14787628.html。

9. 王茵：《公共卫生支出公平与效率分析》，博士学位论文，东北财经大学，2007年。

10. 夏雨青：《资深英国 GP 深度解读全科医生制度》，2015年2月5日，http：//www. medicgo. net/NewsShow_ media. asp? d_ id＝677。

11. 《中国医疗卫生体制改革 30 年进程——分析存在的问题》，2008 年 10 月 8 日，http：//news. xinhuanet. com/politics/2008－10/08/content_ 10163502. htm。

12. 新华日报：《提拔和培养大批干部迎接全国革命胜利》，《新华日报》1949 年 2 月 6 日。

13. 中国新闻网：《英国公立医院最大丑闻：为省钱致 1200 名病人枉死》，2010 年 2 月 26 日，http：//health. sohu. com/20100226/n270447564. shtml。

14. 《中央军委关于部队在整训中的任务——给邓陈的指示》，1949 年，国家档案局中央档案馆藏（http：//www. saac. gov. cn/zt/2009－02/08/content_ 2761. htm）。

15. 朱晨姝：《医疗卫生资源配置中的公平与效率》，博士学位论文，山东大学，2010 年。

二 英文部分

（一）专著

1. Aday L. A. , *Evaluating the Healthcare System：Effectiveness, Efficiency, and Equity* （3rd ed. ）, Chicago：Health Administration Press, 2004.

2. Baggott R. , *Health and Health Care in Britain* （3rd ed. ）, New York：Palgrave Macmillan, 2004.

3. Betts J. R. , Loveless T. , *Getting Choice Right：Ensuring*

Equity and Efficiency in Education Policy, Washington D. C.：
Brookings Institution，2005.

4. Budd J. W.，*Employment with a Human Face：Balancing Efficiency，Equity，and Voice*, Ithaca：ILR Press，2004.

5. Daniels N.，*Just Health：Meeting Health Needs Fairly*, New York：Cambridge University Press，2008.

6. Evans T.，*Challenging Inequities in Health：From Ethics to Action*, Oxford：Oxford University Press，2001.

7. Group WBIE，*Public Sector Reform：What Works and Why? An IEG Evaluation of World Bank Support*, Washington D. C.：World Bank Publications，2008.

8. Jacobs R.，Smith P. C.，Street A.，*Measuring Efficiency in Health Care：Analytic Techniques and Health Policy*, Cambridge：Cambridge University Press，2006.

9. Kanbur R.，Spence M.，*Equity and Growth in a Globalizing World*, Washington D. C.：World Bank Publications，2010.

10. Kekes J.，*The Illusions of Egalitarianism*（1st ed.），New York：Cornell University Press，2007.

11. Klein R.，*The Politics of the National Health Service*, London：Longman，1983.

12. Lackenbauer J.，*Equity，Efficiency，and Perspectives for Cohesion Policy in the Enlarged European Union*, Bamberg：BERG-Verlag，2006.

13. Massey A.，*Globalization and Marketization of Government*

Services: *Comparing Contemporary Public Sector Developments*, New York: Palgrave Macmillan, 1997.

14. Pauly M. V. , Grannemann T. W. , *Medicaid Everyone Can Count on*: *Public Choices for Equity and Efficiency*, Washington, D. C. : AEI Press, 2010.

15. Pojman L. P. , Westmoreland R. , *Equality*: *Selected Readings*, New York: Oxford University Press, 1997.

16. Roberts M. , Hsiao W. , Berman P. and Reich M. , *Getting Health Reform Right*: *A Guide to Improving Performance and Equity* (2nd ed.), Oxford: Oxford University Press, 2008.

17. Saich T. , *Governance and Politics of China* (3rd ed.), New York: Palgrave Macmillan, 2011.

18. Saich T. , *Providing Public Goods in Transitional China*, New York: Palgrave Macmillan, 2008.

19. Sandel M. J. , *Justice*: *What's the Right Thing to Do?* (Reprint), New York: Farrar, Straus and Giroux, 2010.

20. Smith K. , Hill S. , Bambra C. , *Health Inequalities*: *Critical Perspectives*, Oxford: Oxford University Press, 2016

21. Whyte M. , *Myth of the Social Volcano*: *Perceptions of Inequality and Distributive Injustice in Contemporary China*, Bloomington: Stanford University Press, 2010.

22. Wollmann H. , *Evaluation in Public-sector Reform*: *Concepts and Practice in International Perspective*, Northampton: Edward Elgar Publishing, 2003.

（二）论文

1. Albreht T. and Klazinga N. S. , "Balancing Equity and Effi-

ciency through Health Care Policies in Slovenia during the Period 1990-2008", *ZDRAV VARST*, Vol. 49, No. 2, 2010.

2. Aspalter C. , " The East Asian welfare model ", *International Journal of Social Welfare*, Vol. 15, No. 4, 2006.

3. BassaniniF. , "Overview of Administrative Reform and Implementation in Italy: Organization, Personnel, Procedures and Delivery of Public Services", *International Journal of Public Administration*, Vol. 23, No. 2, 2000.

4. Blake M. and Risse M. , "Two Models of Equality and Responsibility", *Canadian Journal of Philosophy*, Vol. 38, No. 2, 2008.

5. Braveman P. and Tarimo E. , "Social Inequalities in Health within Countries: not only an Issue for Affluent Nations", *Social Science & Medcine*, Vol. 54, No. 11, 2002.

6. Braveman P. , " Health Disparities and Health Equity: Concepts and Measurement", *Annual Reviews of Public Health*, Vol.27, No. 4, 2006.

7. Breslin S. , "The 'China Model' and the Global Crisis: from Friedrich List to a Chinese Mode of Governance?", *International Affairs*, Vol. 87, No. 6, 2011.

8. Bronfenbrenner M. , "Equality and Equity", *The Annals of the American Academy of Political and Social Science*, Vol. 409, No. 1, 1973.

9. Chew C. and Osborne S. P. , "Strategic Positioning in UK Charities that Provide Public Services: Implications of a New In-

tegrating Model", *Public Money & Management*, Vol. 28, No. 5, 2008.

10. Chen M. and Goodman D. S. G. , "The China Model: One Country, Six Authors", *Journal of Contemporary China*, Vol. 21, No. 7, 2011.

11. You C. M. , "Privatization – a Major Strategy of Public Service Provision in China: a Case Study of Urban Housing Policy and Management", *International Journal of Public Administration*, Vol. 21, No. 9, 1998.

12. Edena C. and Cropper S. , "Coherence and Balance in Strategies for the Management of Public Services", *Public Money & Management*, Vol. 12, No. 3, 1992.

13. Chan L. H. , Lee P. K. and Chan G. , "Rethinking Global Governance: a China Model in the Making?", *Contemporary Politics*, Vol. 14, No. 1, 2008.

14. Cutler D. M. , "Equality, Efficiency, and Market Fundamentals: The Dynamics of International Medical – Care Reform", *Journal of Economic Literature*, Vol. 40, No. 3, 2002.

15. Daniels N. , Kennedy B. , and Kawachi I. , "Why Justice is Good for our Health: the Social Determinants of Health Inequalities", *Bioethics and Beyond*, Vol. 128, No. 4, 1999.

16. DeLeon L. and Denhardt R. B. , "The Political Theory of Reinvention", *Public Administration Review*, Vol. 60, No. 2, 2000.

17. Donaldsonl P. , "The Stakeholder Theory of the

Corporation: Concepts, Evidence, Implications ", *Academy of Management Review*, Vol. 20, No. 1, 1995.

18. Evans D. B. , Tandon A. , Murray C. J. L. and Lauer J. A. , "Comparative Efficiency of National Health Systems: Cross National Econometric Analysis ", *BMJ*, Vol. 7308, No. 323, 2001.

19. Finkel N. J. , HarrÉ R. and Lopez J. L. R. , "Commonsense Morality across Cultures: Notions of Fairness, Justice, Honor and Equity", *Discourse Studies*, Vol. 3, No.1, 2001.

20. Fiorito R. and Kollintzas T. , " Public Goods, Merit Goods, and the Relation between Private and Government Consumption", *European Economic Rewiew*, No. 48, 2004.

21. Fox C. , " Reinventing Government as Postmodern Symbolic Politics ", *Public Administration Review*, Vol. 56, No. 3, 1996.

22. Fukuyama F. , Zhang W. W. , "The China Model: A Dialogue between Francis Fukuyama and Zhang Weiwei", *New Perspectives Quarterly*, Vol. 28, No. 4, 2011.

23. George A. and Boyne, "A ' 3Rs ' Strategy for Public Service Turnaround: Retrenchment, Repositioning and Reorganization", *Public Money & Management*, Vol. 24, No. 2, 2004.

24. George F. H. , "Comparing the Reinventing Government Movement with the New Public Administration", *Public Administration Review*, Vol. 56, No. 3, 1996.

25. Guo K. and Yao Y. , "Causes of privatization in China",

Economics of Transition, Vol. 13, No. 2, 2005.

26. Hsiao W. C. , "Marketization – the illusory magic pill", *Health Economics*, Vol. 3, No. 6, 1994.

27. Huang P. C. , "The Theoretical and Practical Implications of China's Development Experience: The Role of Informal Economic Practices", *Modern China*, Vol. 37, No. 1, 2011.

28. Jawahar I. M. and Gary L. M. , "Toward a Descriptive Stakeholder Theory: An Organizational Life Cycle Approach", *Academy of Management Review*, Vol. 26, No. 3, 2001.

29. Jehu A. C, Baltussen R. , Lauer J. and Koolman X. , "Balancing Equity and Efficiency in Health Priorities in Ghana", *Tropical Medicine & International Health*, No. 12, 2007.

30. Ji B. , "China's Economic Recovery and the China Model", *Journal of Chinese Economic and Business Studies*, Vol. 8, No. 3, 2010.

31. Kang X. G. and Han H. , "Graduated Controls–The State–Society Relationship Incontemporary China", *Modern China*, Vol. 34, No. 1, 2008.

32. King W. R. , "Strategic Planning for Public Service Institutions What Can Be Learned from Business? " *Journal of Library Administration*, Vol. 2, No. 2, 1982.

33. Kontodimopoulos N. , Nanos P. and Niakas D. , "Balancing Efficiency of Health Services and Equity of Access in Remote Areas in Greece", *Health Policy*, Vol. 76, No. 1, 2006.

34. MacLachlan M. , Mannan H. and McAuliffe E. , "Access

to Health Care of Persons with Disabilities as an Indicator of Equity in Health Systems", *Open Med*, Vol. 5, No. 1, 2011.

35. Martinez R. J and Dacin M. T, "Efficiency Motives and Normative Forces: Combining Transactions Costs and Institutional Logic", *Journal of Management*, Vol. 25, No. 1, 1999.

36. Mellah I. K. and Wood G. , "The Role and Potential of Stakeholders in Hoollow Participation: Conventional Stakeholder Theory and Institutionalist Alternatives", *Businessand Society Review*, Vol. 108, No. 2, 2006.

37. Pei M. , "The Dark Side of China's Rise", *Foreign Policy*, No. 153, 2006.

38. Posey P. A. , McIntosh B. and Parke E. L. , "Preparing public service agencies for strategic planning", *International Journal of Public Administration*, Vol. 10, No. 5, 1987.

39. Saich T. , "Negotiating the State: the Development of Social Organizations in China", *The China Quarterly*, Vol. 161, No. 1, 2000.

40. Smith P. C. , "User Charges and Priority Setting in Health Care: Balancing Equity and Efficiency", *Journal of Health Econo*my, Vol. 24, No. 5, 2005.

41. Smith J. , "RAWP Revisited", *British Medical Journal*, Vol. 1015, No. 295, 1987.

42. Tsang S. , "Consultative Leninism: China's New Political Framework", *Journal of Contemporary China*, Vol. 18, No. 62, 2009.

43. Whitehead M. J, "The Concepts and Principles of Equity and Health", *International Journal of Health Service*, Vol. 22, No. 3, 1992.

44. Whittaker D. H., Zhu T. B., Sturgeon T., Tsai M. H. and Okita T., "Compressed Development", *Studies in Comparative International Development*, Vol. 45, No. 4, 2010.

45. Zeng Q., "Social Policy in China: Development and Wellbeing", *Social Work Education*, Vol. 29, No. 3, 2010.

（三）其他

1. Floss F. G., *The General Equilibrium Equity and Efficiency Effect of the Economic Recovery Tax Act of* 1981 *on Heterogeneous Labor: A Simulation Approach* (*fixed Point, Shoven and Whaley Algorithm*), 1986, http: //search. proquest. com. ezpprod1. hul. harvard. edu/pqdtft/docview/303523394/13777E9F5FB3B3B566B/2? accountid = 11311.

2. Gosepath S., "Equality", In Zalta EN (ed.), *The Stanford Encyclopedia of Philosophy*, 2011, http: //plato.stanford. edu/archives/spr2011/entries/equality/.

3. Habito C. F., "Equity and Efficiency Tradeoffs in Philippine Tax Policy Analysis: A General Equilibrium Approach", Ph.D.Dissertation, Harvard University, 1984.

4. Harker R., *NHS funding and expenditure*, http: //www.nhs-history. net/parlymoney. pdf; http: //researchbriefings. parliament. uk/ResearchBriefing/Summary/SN00724#fullreport.

5. Lamont J. and Favor C., "Distributive Justice", In

Edward N. Zalta （ed.）, *The Stanford Encyclopedia of Philosophy* （Spring 2013 Edition）, 2013, http：//plato. stanford. edu/ar-chives/spr2013/entries/justice-distributive/.

6. Liu C. F. , *Policy Reforms, Governance, and the Provision of Public Goods and Services in Rural China*, Ph. D. Dissertation, University of California, 2008.

7. Marmot M. , *Fair Society Healthy Lives：The Marmot Review*, https：//www. gov. uk/dfid - research - outputs/fair - society-healthy-lives-the-marmot-review-strategic-review-of-health-inequalities-in-england-post-2010.

8. Saich T. , *The Blind Man and the Elephant：Analysing the Local State in China. On the Roots of Growth and Crisis：Capitalism, State and Society in East Asia*, 2002, http：//www. hks.harvard. edu/fs/asaich/Blind-Man-and-the-Elephant. pdf.

9. Rivett. G. , *National Health Service History*, http：//www. nhshistory.net/chapter_ 5. htm.

10. Zhou X. G. , and Phyllis M. , *The State and Life Chances in Urban China, 1949-1994*, 2002, http：//dx. doi. org/10. 3886/ICPSR03552. v1.

后 记

本书算来是接受高等教育和从事高等教育的第一本成果。十年寒窗，一直都在行政管理专业的路上摸索前行，对这一学科的理解却在不断变化。但毫无疑问的是，它对我越来越有吸引力。本科时觉得这个学科很厉害，课程内容基本涉及社会科学的各个学科，甚至还有一些人文学科和理工科；到了硕士，问题意识逐渐养成，知道要真正全面理解一个社会问题，为何需要如此多的知识；博士四年，尤其开始研究这个问题以来，更觉自己对相关学科知识的理解和应用能力不足，但在发现这些不足的同时，也意识到自己对这一问题的理解更深刻了。也许这就是"博士"的应有之义，研究的问题更专，但所需知识则更广博。

提到学识广博，不得不庆幸我读博士研究生期间能够有幸师从北京大学政府管理学院张国庆教授。张老师博古通今，经常给学生灌输历史等人文科学的重要性，培养文化底蕴。同时，他也常常无私地鼓励我们出国历练，开阔眼界和思维。这些都促使我养成面对问题时的开放心态，以及研究问题时的严谨规范，让我受益一生。广博的学识还必须通过高尚的道德情怀、灵活的思辨能力和严密的逻辑推理来加以理解和应用，而这些，张老师早已在平日的科研训练和论文辅导的过程中默默地传达给了我。令人遗憾的是恩师2014年仙逝，不能看到他辛勤指导的成果出版。

本书的初衷并非是交叉研究，但最终随着对研究问题理解的深入，意识到交叉研究不可避免。这样的想法在读博士研究生时公派留学哈佛大学的一年间得到了强化。刚到肯尼迪政府学院时，艾什中心主任 Tony Saich 根据我提出的研究问题，提供了一份哈佛专家名单，并对本书的框架和想法给出了宝贵意见。这份名单上，专家来源于不同学院、学科和领域，各有特长。有对各国医疗卫生改革熟知的公共卫生学院专家、对经济效率和不平等颇有研究的经济学家和政治哲学家，还有肯尼迪学院管理学的知名专家、精通研究方法的老师……这些名单告诉我，一个好的学术研究需要强调根据研究问题来匹配所需知识和方法，就像要做好一道西餐需要配齐所需原料再辅以恰当的烹饪技巧。让我感动的是，原以为名单上这些享誉世界"全球飞人"不会有空接待当时我这个来自遥远国度的小博士生，但没想到，只要预约，他们几乎都有求必应，并且每次都会很认真地专门抽出二十分钟甚至一个多小时和我讨论问题。特别是主持过多国卫生改革的专家、年过八旬的哈佛公共卫生学院的 William Hsiao 教授，以及研究中国卫生改革问题的专家刘远立教授，对我研究的聚焦、框架的修改、方法的介绍、历史的情况、文献及相关数据的获得等诸多方面提供了极为关键的建议。而 Arthur Applbaum、Michael Sandel 教授的课则正式把我引入政治哲学的魅力天地，对研究的问题有了更深的不同理解；Tony Saich 教授的转型中国的政治经济也对我理解中国的改革问题有了全新的认识；哈佛暑期的 GIS 培训课程也让我书中希望分析的历史地理数据问题得以呈现。

工作后，新的身份和紧张忙碌的教学科研生活给了书稿更多的沉淀时间。一方面，近几年我国新医改实施后诸多方面有了新的变化，对论证本书第四章的观点提供了更为充分的支持；另一方面，由于原历史数据的和最新国际情况的不足，一直希望得到更多的数据和资料来完善本书。幸而，随着《第五次国家卫生服务调查分析报告》的发布、2017 年获得赴英国牛津大学政府学院访学的机会，使得本书能够进一步充实和完善。赴英前，北京大学政府管理学院的周志忍教授对研究英国提供了宝贵的指引，给予了莫大帮助，并同意为拙著作序；在牛津访学期间，曾作为病人切身感受了著名的 NHS 社区卫生服务和急诊服务，有机会认识了 Lim、Leaver 等当地 GP，深入了解了来自一线的从医感受和 NHS 运行体系；英方导师牛津大学布拉瓦尼克政府学院公共政策系主任 Jonathan Wolff 教授对研究英国 NHS 体系和中英比较提供了诸多宝贵中肯的建议。这段珍贵而难忘的研究经历融入了本书的第五章、第六章和第八章中。

本书写作期间，北京师范大学的朱光明老师、中国传媒大学的高慧军老师和北京行政学院领导老师们的关心，提供的珍贵意见，让我深受感动；父母的营养支持和精神鼓励使我下定决心攻克难关。由于 GIS 方法在国内社科领域的使用还未流行和便利，书中所绘图表的出版需获得国家测绘局审批。过程一波三折。但在北大师弟王强及友人的热情帮助、中国社会科学出版社梁剑琴编辑的耐心和支持下，终未放弃，努力数月终得修改问世……这些我都将铭记于心，踏实前进。但是，不得不回到第一段话，正因受到这么多老师、家人和朋友如此的厚待，更觉本书的结束远不足以回馈各位。那就如结论与探讨部分提到的那样，既然这个研究提出了接下来更多的重要问题，那就姑且"抛砖引玉"，把它当做一个起点吧。正如哈佛1901年所建的Dexter门正反面所刻："Enter to grow in wisdom, depart to serve better thy country and thy kind." 恳请诸位同人指正鼓励，在探寻真理的道路上共勉前行。

杨 旎

二〇一七年教师节

英国牛津大学布拉瓦尼克政府学院　晴雨